SHAKES
für die
METABOLE DIÄT

LOW CARB ERNÄHRUNG
Effektiv und schnell Körperfett verbrennen!

SHAKES
für die
METABOLE DIÄT

LOW CARB ERNÄHRUNG
Effektiv und schnell Körperfett verbrennen!

CLAUDIA WERNIG

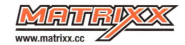
www.matrixx.cc

Die Deutsche Bibliothek – CIP-Einheitsaufnahme

Claudia Wernig
Shakes für die Metabole Diät.
Low Carb Ernährung – Effektiv und schnell Körperfett verbrennen.

1. Auflage 2009
ISBN 978-3-9502301-9-2
www.metabole-diet.com   www.matrixx.cc

Designed by Mediendesign Kratz

Printed in Germany
Leibfahrt & Schwarz, Dettingen/Erms

Copyright © 2009 MATRIXX Vertriebs GmbH, 5201 Seekirchen, Österreich. Dieses Werk, einschließlich aller Texte und Bilder, ist urheberrechtlich geschützt. Jede Verwertung außerhalb der engen Grenzen des Urheberrechts ist ohne schriftliche Genehmigung des Verlages urheberrechtswidrig und damit strafbar. Das gilt insbesondere für Vervielfältigungen, Übersetzungen, Mikroverfilmungen sowie Einspeicherung und Bearbeitung in elektronischen Systemen. Nach dem Markenrecht geschützte Warennamen werden nicht besonders kenntlich gemacht. Aus dem Fehlen eines solchen Hinweises kann nicht geschlossen werden, dass es sich um einen freien Warennamen handelt.

Die Empfehlungen und Ratschläge in dem vorliegenden Buch sind von der Autorin und vom Verlag eingehend geprüft worden; dennoch erfolgen alle Angaben ohne Gewähr. Die Anwendung des im vorliegenden Buch geschilderten Ernährungsprogramms erfolgt auf eigene Gefahr. Eine Haftung der Autoren bzw. des Verlags und seiner Beauftragten für Personen-, Sach- und Vermögensschäden ist ausgeschlossen. Einige der von den Autoren vertretenen Auffassungen in diesem Buch können von jenen der allgemein anerkannten medizinischen Wissenschaft abweichen. Dem Leser wird daher empfohlen, eigenverantwortlich zu entscheiden, ob die Informationen in diesem Buch für ihn nützlich sein können, das für ihn ideale Körpergewicht zu erzielen. Vor Aufnahme einer kohlenhydratarmen Ernährung oder bei Fragen zur Gesundheit sollte der Rat eines erfahrenen Arztes eingeholt werden. Die Ergebnisse, die mit der Metabolen Diät erzielt werden können, sind individuell verschieden.

Für Ronda

INHALT

Vorwort der Autorin 6

Kapitel 1 – Die Metabole Diät 9

Kapitel 2 – Protein Power 17

Kapitel 3 – Shakes, der ideale Mahlzeitenersatz! 33

Kapitel 4 – Shaken leicht gemacht! 41

Kapitel 5 – Cremige Smoothies 53

Low Carb Shakes 54
  1. Almond-Banana Milk 55
  2. Feigen-Nuss Smoothie 56
  3. Blueberry Active Shake 57
  4. Fresh Chocolate Dream 58
  5. Kokosmilch Shake 59
  6. Mixed Fruit Shake 60
  7. Peanut Creamer 61
  8. Quark & Fruit Smoothie 62
  9. Schoko-Kokos Flip mit Kirschen 63
  10. Strawberry Kiss 64
  11. Vanille-Pfirsich Smoothie 65
  12. Yellow Sojadrink 66
  13. Pineapple Kick 67

High Carb Shakes 68
  1. Bahamas 69
  2. Birnen-Schokotraum 70
  3. Easy Breakfast Drink 71
  4. Egg & Orange Smoothie 72
  5. Gefrosteter Walnuss-Honig Creamy 73

6. Maronenmilch 74
7. Orange-Peach Milkshake 75
8. Pear & Cinnamon 76
9. Süßer Weetabix Drink 77
10. Soja & Fruit 78
11. Apfel-Quark Smoothie 79
12. Tropicana 80

Kapitel 6 – Erfrischend-fruchtige Durstlöscher 81

Low Carb Shakes 82
1. Birne-Holunderbeeren Quick 83
2. Cassis on the Rocks 84
3. Fruit & Curry 85
4. Frozen Blueberry Shake 86
5. Himbeer-Zitronen Freezer 87
6. Kiwi-Soja Shake 88
7. Melonen Melody 89
8. Holunderblüten Flip 90
9. Simply Fruit 91
10. Summerdrink 92
11. Strawberry Sweet-Sour 93

High Carb Shakes 94
1. ABC Drink 95
2. Exotic Cooler 96
3. Gefrostete Orangen-Sojamilch 97
4. Grapefruit-Vanilledrink 98
5. Soft & Orange 99
6. Traubenschorle 100
7. Vitamin Express 101
8. Wellness Flip 102
9. Cranberry Crush 103
10. Erdbeer-Ananas Quicky 104

Kapitel 7 – Aromatische Cocktails 105

Low Carb Shakes 106
1. Alice 107
2. Cinnamon Surprise 108

3. Pfefferminz Shake 109
4. Diversity Strawberry Creamer 110
5. Granny 111
6. Green 112
7. Jamaika 113
8. Minze-Erdbeer Dream 114
9. Pflaumenshake mit Nelken 115
10. Schokoladengeheimnis 116
11. Sweet Lola 117
12. Vanille-Cassis Shake 118
13. Vanillekaffee mit Schuss 119

High Carb Shakes 120
1. Black 121
2. Citrus Softy 122
3. Gingerbread Smoothie 123
4. Macadamiashake 124
5. Mandel-Kokos Creamy 125
6. Spicy Banana 126
7. Vanillemilch mit Mandel-Ahornaroma 127
8. Warmer Weizen-Zimt Frühstücksshake 128

Kapitel 8 – Pikante Kräuter- und Gemüsedrinks 129

Low Carb Shakes 130
1. Kräuter Flip 131
2. Kürbis-Buttermilch Shake 132
3. K & K 133
4. Grüner Kefir 134
5. Avocado Cocktail 135
6. Good Morning 136
7. Mixed Pepper 137
8. Pikanter Gurken Smoothie 138
9. Rucola Kir 139
10. Sweet & Zesty 140
11. Veggy Shake 141
12. Vital Quark 142
13. Würziger Tomatensaft 143

High Carb Shakes 144
   1. Gartentraum 145
   2. Russian Dream 146
   3. Apfelkren Shake 147
   4. Ingwer-Birnen Smoothie 148

Kapitel 9 – Spritzige Muntermacher 149
   Low Carb Shakes 150
   1. Wake-Up Coconut 151
   2. Vanilla Cola 152
   3. Raspberry Bull 153
   4. Orangenkaffee 154
   5. Golden Wings 155
   6. Eierpunch 156
   7. Cola Zitrone 157
   8. Assam Shoot 158
   9. Chocolate & Coffee 159

   High Carb Shakes 160
   1. Berry Booster 161
   2. Cherry Coffee 162
   3. Eisgekühlter Vanille-Mocca 163
   4. Kaffee-Minze Shake 164
   5. Power Quicky 165
   6. Chestnut Coffee 166
   7. Starter 167
   8. Warmer Mocca-Flip 168

Kapitel 10 – Diätpläne und Einkaufslisten 169

Nachwort – Noch ein Wort zum Schluss... 195

Literaturverzeichnis 197

Vorwort Claudia Wernig

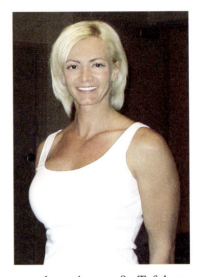

Die Idee zu diesem Buch hatte ich während einer USA Reise im vergangenen Jahr. Nach dem Training in einem Fitness Studio in Las Vegas, machte ich es mir an der Bar bequem und wartete auf meinen Trainingspartner. Ich beobachtete entspannt das Treiben im »Gym«. Dabei blieb mein Blick schließlich an der Theke hängen. Nicht etwa der athletische Barkeeper hielt meinen Blick gefangen, sondern eine große Tafel am Ende der Theke. Exotisch klingende Namen spezieller Shakes wie »Orange Velvet«, »Cocoloco« oder »Frozen Strawberry-Smoothie« ließen mir das Wasser im Mund zusammenlaufen. Der Barkeeper, der meine interessierten Blicke bemerkte, ermunterte mich einen der Shakes zu versuchen. Ich entschied mich für den »Pineapple Summer Dream«. Mit frischen Früchten, Gewürzen, einem Löffel Proteinpulver und ein paar Eiswürfen war der Shake im Nu zubereitet und wirklich ein »Traum«.

»Ich wechsle wöchentlich das Angebot«, erklärte mir Steve, der Barkeeper, »...und kaum jemand verlässt das Studio, ohne einen meiner Shakes zu trinken.« Warum wird das nicht auch bei uns in Fitness-Studios angeboten, fragte ich mich. Immerhin sind heutzutage viele Fitness- und Freizeitsportler bestens darüber informiert, wie wichtig ausreichend Eiweiß für einen schlanken und gesunden Körper ist – insbesondere nach dem Training. Bald darauf waren Steve und ich in eine lebhafte Diskussion vertieft. Wir sprachen über die Vorteile von Proteinshakes, die vielfältigen Möglichkeiten der Zubereitung, die Eiweißzufuhr allgemein, und dass diese leider allzu oft vernachlässigt wird. Als mein Partner sein Training beendet hatte, konnte auch er nicht umhin einen der selbstgemixten Shakes von Steve zu versuchen und war ebenso begeistert.

Auf dem Weg ins Hotel nahm die Idee ein Rezeptbuch für Proteinshakes zu schreiben schnell immer klarere Formen in meinem Kopf an. Proteinshakes lassen sich optimal mit der Metabolen Diät kombinieren, dachte ich mir. Und so begann ich unmittelbar nach der Rückkehr meiner Reise mit dem Schreiben meines neuen Rezeptbuches »Shakes für die Metabole Diät«.

Sie, liebe Leser, finden darin neben 100 Rezepten für köstliche, fruchtige und abwechslungsreiche Proteinshakes, von einfach bis raffiniert, kohlenhydratarmen- und kohlehydratreichen Drinks, auch wertvolle Tipps für die einfache und schnelle Zubereitung dieser. Über die Vorteile, die ein Shake in finanzieller Hinsicht bietet, aber auch wieviel Zeit Sie gegenüber der Zubereitung einer festen Mahlzeit sparen, wird Sie dieses Buch informieren. Und nicht zuletzt Ihren eigenen Ideen den richtigen Anstoß geben.

Dieses Buch soll Ihnen als Ergänzung zu meinen bereits veröffentlichten Büchern »Die Metabole Diät« und »Rezepte für die Metabole Diät« dienen und Sie dabei unterstützen den »Low-Carb Lebensstil« einfach und erfolgreich anzuwenden. Die zahlreichen Möglichkeiten verschiedenster Proteinshakes werden Ihnen vor Augen führen, wie einfach es ist sich im Alltag eiweißreich und kohlenhydratarm zu ernähren.

Wenn Sie gerne exakte Vorgaben für die Anwendung der Metabolen Diät haben möchten, dann finden Sie in Kapitel 10 eine Auswahl an detaillierten 7-Tage Diätplänen für 1000, 2000 und 3000 Kalorien pro Tag. Besonders praktisch ist dabei die Zusammensetzung der täglichen Ernährung, die neben herkömmlichen »festen« Mahlzeiten auch mehrere schnell zubereitete Shakes enthält.

Als zusätzliche Hilfe für die praktische Durchführung dieser Diätpläne habe ich ausführliche Einkaufslisten für Ihre komplette Wochenplanung erstellt. Damit können Sie bereits beim Einkaufen Ihre Diät »einhalten« indem Sie den vielen Leckereien im Supermarkt widerstehen und gezielt nur die Lebensmittel einkaufen, die Sie für Ihre individuelle Diät benötigen!

Ich wünsche Ihnen viel Erfolg und nicht zuletzt eigene Kreativität bei der Zubereitung Ihrer Proteinshakes. Und hoffe auch Sie finden mit Hilfe der Metabolen Diät den Weg zu optimalem Wohlbefinden und Ihrer Traumfigur!

Claudia Wernig

P.S.: Sollten Sie Besitzer eines Fitness-Studios sein, dann können Sie mit der Vielfalt dieser Rezepte leckere Shakes für Ihre Kunden zubereiten und damit Ihrer Theke »zu neuem Schwung« verhelfen. Probieren Sie es aus, zum Beispiel mit einem »Shake der Woche«...

DIE METABOLE DIÄT

KAPITEL 1

Die Grundlagen der Metabolen Diät

Wenn Sie zu den Lesern gehören, die schon eines meiner beiden Bücher »Die Metabole Diät« und »Rezepte für die Metabole Diät« gelesen haben, dann können Sie die nächsten Seiten nutzen um Ihr Grundlagenwissen über die Metabole Diät ein wenig aufzufrischen. Sollten Sie noch keines meiner Bücher gelesen haben, dann erhalten Sie hiermit eine grobe Zusammenfassung über das Konzept der Metabolen Diät als Low-Carb Ernährungsform.

Sowohl die Anhänger der kohlenhydratreichen und nahezu fettfreien »Low Fat Diät« (Nährstoffverteilung: 60-70% Kohlenhydrate, 25-35% Eiweiß und 5-10% Fett) als auch die der fettreichen, fast kohlenhydratfreien »ketogenen Diät/ Anabole Diät« (Nährstoffverteilung: 55-70% Fett, 25-35% Eiweiß und etwa 5% Kohlenhydrate) folgen beide in gewisser Weise effektiven Ansätzen. Doch auch wenn viele Menschen mit einer dieser Diäten Erfolge erzielt haben, so stehen dem ebenso viele oder sogar mehr erfolglose Versuche gegenüber, mit den beiden genannten »Extremformen« der Ernährung Körperfett abzubauen und gleichzeitig wertvolle Muskelsubstanz zu erhalten.

Die Metabole Diät ist eine Ernährungsform, welche die Vorteile beider Philosophien mit maximaler Effektivität verbindet und die Nachteile weitgehend ausschaltet. Der Name dieser Ernährungsform ist von dem Begriff »Stoffwechsel« (engl. »metabolism«) abgeleitet. Für alle Leser die mit dem Begriff nichts anfangen können, folgende kurze Erklärung: Der Stoffwechsel ist die Summe aller physikalischen und chemischen Körpervorgänge. Ist der Stoffwechsel »langsam«, dann spricht man auch von einem niedrigen Stoffwechselgrundumsatz. Der Stoffwechselgrundumsatz – auch als täglicher Kalorienbedarf bezeichnet – gibt an, wie viele Kalorien der Körper pro Tag benötigt um das Körpergewicht unverändert beizubehalten.

Das Hauptproblem der meisten Übergewichtigen und auch vieler Bodybuilder, Fitness- und Kraftsportler – deren Körperfettanteil zu hoch ist – besteht darin, dass ihr Stoffwechselgrundumsatz sehr niedrig ist. Obwohl insgesamt wenige Kalorien gegessen werden, bleibt das Körpergewicht konstant und der Körperfettanteil nimmt schleichend zu. Der Stoffwechsel ist sozusagen »eingeschlafen«.

Sie kennen das bestimmt aus eigener Erfahrung: Nach mehreren Wochen Diät arbeitet Ihr Organismus auf Sparflamme, der Stoffwechselgrundumsatz sinkt immer weiter ab, Sie müssen die Kalorienzufuhr mehr und mehr reduzieren, um weiterhin ein langsam sinkendes Körpergewicht auf der Waage zu registrieren. Das ständige Hungergefühl wird immer unangenehmer. Irgendwann stagnieren die Diätbemühungen und trotz drastisch eingeschränkter Kalorienzufuhr zeigen sich im Spiegel und auf der Waage keine Erfolge mehr. Ein häufig vorkommendes Szenario, das bei den meisten Diäten früher oder später eintritt.

Die Metabole Diät arbeitet hier effektiver: Durch gezielte und ausgewogene Zufuhr der richtigen Kohlenhydrate, Fette und Eiweiße, zusammen mit dem optimalen Timing der Nährstoffe kommt es erst deutlich später oder gar nicht zu einem Stillstand bei den Diätbemühungen. Der Stoffwechselgrundumsatz sinkt nicht so schnell ab, es wird ein nachhaltiger und gleichmäßigerer Körperfettabbau erzielt.

Und: Wer mit Low Fat, ketogen oder anderen Diäten stagniert, kann oft doch wieder Fortschritte erzielen, wenn er auf die Metabole Diät umsteigt, so die Erfahrungswerte vieler zufriedener Anwender.

Im Gegensatz zu anderen Diätformen stellt die Metabole Diät keine Extremform der Ernährung dar. Denn bei der Metabolen Diät wird keiner der drei Makro-Nährstoffe Kohlenhydrate, Eiweiß und Fett zum Feind erklärt! Durch die richtige Verteilung und ein optimales Timing der Nährstoffzufuhr werden vielmehr die positiven Eigenschaften eines jeden einzelnen Nährstoffs effektiv genutzt.

Prinzipiell handelt es sich bei der Metabolen Diät um eine kohlenhydratarme (LOW CARB, nicht kohlenhydratfreie!) und eiweißreiche Ernährungsweise mit moderatem Fettanteil. Das Nahrungsmittelangebot für die Metabole Diät ist dementsprechend groß und abwechslungsreich, da fettarme, fettreiche sowie kohlenhydratreiche Lebensmittel verzehrt werden dürfen. Ein großer Vorteil gegenüber der Low Fat Diät und der ketogenen Diät bei denen auf viele Nahrungsmittel verzichtet werden muss.

Bei der Metabolen Diät wird außerdem die individuelle Stoffwechselsituation des Einzelnen optimal berücksichtigt und die Kalorien- und Nährstoffzufuhr den Zielen (Gewichtsabnahme/Fettabbau, Gewichtszunahme/Muskelaufbau oder Körpergewicht konstant halten) entsprechend angepasst. Bei der Ermittlung der Nährstoffverteilung wird zudem die körperliche Aktivität des jeweiligen Tages berücksichtigt. So unterscheidet man zwischen der Nährstoffzufuhr an Trainingstagen und an trainingsfreien Tagen.

Effektive Nährstoffverteilung

Das richtige Timing der Kohlenhydratzufuhr ist von entscheidender Bedeutung. Um die Vorteile einer ausreichenden Kohlenhydratzufuhr (Glykogenspeicherung, Aktivierung körpereigener Hormone zur Unterstützung des Muskelaufbaus) zu nutzen und die Nachteile (Fettspeicherung, Hemmung des Fettabbaus etc.) zu vermeiden, werden bei der Metabolen Diät Kohlenhydrate nur zu ganz bestimmten Zeitpunkten verzehrt. An Trainingstagen zum Frühstück, vor dem Training (»Pre-Workout Phase«) und direkt nach dem Training (»Post-Workout Phase«). An trainingsfreien Tagen werden außer zum Frühstück so gut wie keine Kohlenhydrate mehr gegessen.

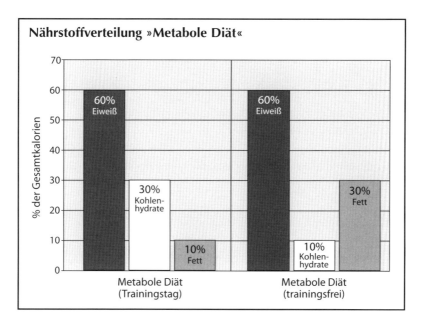

Die Trennung von Kohlenhydraten und Fett in einer Mahlzeit ist ebenso wichtig. Da es durch die Kohlenhydratzufuhr zu einem

Insulinanstieg kommt – was wiederum den Fettaufbau fördern würde – darf gleichzeitig nur wenig Fett gegessen werden. Ausreichend hochwertiges Protein ist allerdings Bestandteil jeder Mahlzeit im Rahmen der Metabolen Diät.

Die Vorteile der Metabolen Diät
Die Metabole Diät berücksichtigt die individuelle Stoffwechsellage des Einzelnen, sorgt für eine gezielte und ausgewogene Zufuhr der richtigen Kohlenhydrate, Fette und Eiweiße und optimiert das Timing der Nährstoffzufuhr. Daraus ergibt sich die ideale Ernährungsform für alle, die an einem schnellen Fettabbau OHNE gleichzeitigen Muskelabbau interessiert sind. Die Vorteile der Metabolen Diät sprechen für sich:

- maximale Stoffwechselaktivierung

- rasanter Fettabbau OHNE gleichzeitigen Muskelabbau

- gleichmäßiger Körperfettabbau, besonders an den »Problemzonen«

- optimaler Muskelaufbau OHNE an Körperfett zuzulegen

- verbesserter Fettstoffwechsel, dadurch weniger Muskelmasseverlust bei Kohlenhydratmangel (z.B. nachts)

- schnellere Regeneration durch exaktes Timing der Kohlenhydratzufuhr

- große Nahrungsmittelauswahl, sowohl fettarme als auch fettreiche sind erlaubt

- praktisch außer Haus und unterwegs umsetzbar

⊃ »Ausrutscher« bei der Kohlenhydratzufuhr können leicht kompensiert werden

⊃ ausgeglichener Säure-Basen-Haushalt

⊃ dauerhafter Erfolg dank abwechslungsreicher Ernährung

Und das Wichtigste: Die Metabole Diät ist keine »Diät« im klassischen Sinne, sondern eine Ernährungsform, die langfristig angewendet werden kann und mit der sich dauerhafte Erfolge erzielen lassen.

Eine ausführliche Erklärung der Metabolen Diät sowie deren praktische Anwendung finden Sie in dem gleichnamigen Buch »Die Metabole Diät«. Das Buch mit der ISBN 978-3-9502301-0-9 oder direkt beim Verlag auf **www.metabole-diet.com** und **www.matrixx.cc**

PROTEIN POWER

KAPITEL 2

Die Vorteile einer eiweißreichen Ernährung

Protein ist ein essenzieller (lebensnotwendiger) Nährstoff. Allgemein bekannten und regelmäßig publizierten Empfehlungen der Ernährungswissenschaft zufolge benötigt der sportlich inaktive Mensch täglich etwa 0,8g Eiweiß pro Kilogramm Körpergewicht. Bei einem Körpergewicht von z.b. 70 kg sind das gerade einmal 56g Protein pro Tag.

Dem Sportler, insbesondere dem Kraftsportler wird eine etwas höhere Proteinzufuhr empfohlen, da einerseits natürlich ein Zuwachs an Muskelmasse bei ihren Zielsetzungen an erster Stelle steht, andererseits aber auch ein erhöhter Proteinabbau durch das Training stattfindet. So ist etwa Muskelkater nichts anderes als ein Symptom für eine Zerstörung von Muskeleiweißen, die nachfolgend vermehrt wieder aufgebaut werden. Wissenschaftler halten eine tägliche Proteinzufuhr von 1,4 bis 1,8g pro Kilogramm Körpergewicht bei intensiv trainierenden Fitness-Sportlern und Bodybuildern für ausreichend, also etwa die doppelte Menge gegenüber einem sportlich inaktiven Menschen.

Zu beachten ist allerdings, dass bei den genannten »ausreichenden« Proteinempfehlungen von einer »normalen« Ernährung ausgegangen wird, nicht aber von einer Kalorienreduktion, wie es bei einer Diät der Fall ist. Das Ziel einer kalorienreduzierten Diät besteht generell darin, soviel Körperfett wie möglich zu verlieren und gleichzeitig die Muskelsubstanz so gut wie möglich zu erhalten.

Um dies zu erreichen, ist ein über die allgemeine »Norm« hinausgehendes Proteinangebot in der Nahrung aus mehreren Gründen unerlässlich:

1. Der Körper neigt in der Diät vermehrt dazu die fehlende Energie nicht nur aus dem Fettgewebe zu decken, sondern auch aus wertvollem Muskelgewebe. Führt man nun vermehrt Protein mit der Nahrung zu, so kann dieser Eiweißabbau aus eigenem Körpergewebe (sprich Muskulatur!) während einer Kalorienreduktion minimiert werden. Das ist besonders wichtig, da die »stoffwechselaktive« Muskulatur unmittelbaren Einfluss auf den Stoffwechsel hat. Je stärker die Muskulatur abnimmt, desto weiter sinkt der Stoffwechselgrundumsatz. Die Folgen sind bekannt: Es kommt deutlich schneller zum Stillstand der Diätbemühungen, Gewichtsabnahme und Fettabbau stagnieren.

2. Eiweiß hat, bezogen auf den Kaloriengehalt, den höchsten Sättigungswert aller Nährstoffe. Das bedeutet, dass man bei einem hohen Proteinanteil in der Kost während der Diät weniger mit »Heißhungerattacken« zu kämpfen hat. Dies könnte man natürlich in gewisser Weise auch mit einem Mehr an Kohlenhydraten kompensieren. Aber dann würde eben auch der Insulinspiegel wieder deutlich ansteigen, der Fettabbau blockiert und der Fettaufbau begünstigt, was ja keinesfalls erwünscht ist. Für den leistungsorientierten Athleten stellt sich zudem die Frage, ob nicht ein Mehr an Eiweiß auch ein Mehr an Proteinaufbau bringen könnte. Genau das lassen nämlich die Erfahrungen vieler ambitionierter Athleten vermuten.

Neben den genannten Argumenten, sprechen viele weitere Vorteile für eine ausreichend hohe Proteinzufuhr. Als Bestandteil sämtlicher Körperzellen bestimmen Proteine maßgeblich den Aufbau und die Beschaffenheit des Gewebes und somit auch das körperliche Erscheinungsbild. Also, Frauen aufgepasst! Für eine glatte Haut und ein straffes Gewebe (ohne Cellulite), schöne Haare und Fingernägel benötigt Ihr Körper täglich eine ausreichende Portion Eiweiß! Des weiteren spielen Proteine eine wichtige Rolle im Hormonhaushalt und unterstützen das körpereigene Immunsystem.

Ist zuviel Eiweiß schädlich?
Kritiker, die eine zu hohe Proteinzufuhr (mehr als 0,8g/kg Körpergewicht für sportlich inaktive Personen bzw. 1,8g/kg beim Sportler) für gesundheitsschädlich halten, argumentieren, dass mit solch einer vergleichsweise hohen Proteinzufuhr Nierenprobleme schon vorprogrammiert sind. Das stimmt jedoch nicht. Bei ausreichender Flüssigkeitszufuhr (2-5 Liter pro Tag) und gesunden Nieren stellt ein hoher Eiweißanteil in der Ernährung kein gesundheitliches Risiko dar. So zeigen wissenschaftliche Studien, dass eine Erhöhung der Eiweißzufuhr über die tägliche Ernährung zu einer Funktionssteigerung (Erhöhung der Filtrationsleistung) der Nieren führen kann. Ähnlich einem Muskel, der trainiert wird, passen sich auch die Nieren an die erhöhten Anforderungen an. Lediglich bei Nierenerkrankungen (eingeschränkte Nierenfunktion; Dialysepatienten) muss die Eiweißzufuhr mit der Ernährung bewusst niedrig gehalten werden, um einer Verschlechterung des Krankheitsbildes vorzubeugen. Aber daraus abzuleiten, dass auch gesunde Nieren durch ein Zuviel an Eiweiß dauerhaft geschädigt werden, entbehrt jeder wissenschaftlichen Grundlage.

Macht zuviel Eiweiß »dick«?
Für die ganz hartnäckigen Zweifler und Eiweißgegner zum Schluss noch ein besonders wichtiges Argument: »Eiweiß macht NICHT dick!« Ein einzelner Nährstoff allein – sei es Eiweiß, Kohlenhydrate oder Fett – macht nicht »dick«. Ausschlaggebend für eine Gewichtszunahme ist einzig und allein die tägliche Kalorienzufuhr. Wenn Sie über einen bestimmten Zeitraum hinweg regelmäßig mehr Kalorien zu sich nehmen, als Ihr Körper pro Tag verbraucht/benötigt, dann wird dieses überschüssige Nahrungsangebot letztendlich als Körperfett gespeichert und Sie nehmen zu!

Der tägliche Eiweißbedarf
Bei der Metabolen Diät werden 60% der täglichen Kalorienzufuhr durch Eiweiß gedeckt. Das gilt sowohl für Trainingstage, also auch für trainingsfreie Tage. Hier setzt sich die Metabole Diät von den anderen gängigen Diätformen ab: Durch den hohen Proteinanteil wird der Muskelabbau minimiert und Hungergefühle werden in Schach gehalten. Und da die Proteinempfehlung prozentual auf die tägliche Kalorienmenge abgestimmt ist, wird sichergestellt, dass die individuellen Stoffwechseleigenschaften des Einzelnen berücksichtigt werden. Bei einer höheren Kalorienzufuhr ergibt sich logischerweise ein höherer Eiweißbedarf. Das ist durchaus sinnvoll, da ja bei schnellerem Stoffwechsel auch potenziell mehr Eiweiß verbrannt wird, insbesondere bei einer kohlenhydratarmen Diät mit moderatem Fettanteil. Auch hier zeigen sich die Vorteile gegenüber anderen Diäten, wo häufig eine Proteinempfehlung in Gramm pro Kilogramm Körpergewicht oder eine pauschale Menge

(z.B. »mindestens 150g Eiweiß pro Tag«) angegeben wird, die dazu oft noch viel zu niedrig ist um einen Muskelabbau zu verhindern.

Tägliche Eiweißzufuhr bei der Metabolen Diät

Kalorienzufuhr	60% Kalorienanteil	Eiweiß/Tag*
1000kcal	600kcal	150g
1500kcal	900kcal	225g
2000kcal	1200kcal	300g
2500kcal	1500kcal	375g
3000kcal	1800kcal	450g
3500kcal	2100kcal	525g
4000kcal	2400kcal	600g**

*Werte zum Teil gerundet!
Beispiel: Bei einer Kalorienzufuhr von 2500/Tag wird an allen Tagen, egal ob trainiert wird oder nicht, 60% der Energie, also 1500kcal durch Eiweiß abgedeckt. Das ergibt 375g Protein, da 1g Protein etwa 4kcal aufweist.

**Die Höchstgrenze für die Proteinzufuhr liegt bei der Metabolen Diät bei 600g/Tag. Bei einer sehr hohen Kalorienzufuhr (über 4000kcal) ergibt sich dadurch prozentual ein etwas geringerer Proteinanteil, der durch eine höhere Fettzufuhr ausgeglichen wird um die Gesamtkalorienmenge zu erreichen.

Eiweißzufuhr leicht gemacht!

Auf den vorangegangenen Seiten haben Sie erfahren, wie wichtig eine ausreichende Zufuhr an qualitativ hochwertigem Eiweiß für das Erreichen eines schlanken, muskulösen und attraktiven Körpers ist. Da jedoch besonders die richtige und ausreichende Eiweißzufuhr viele Menschen vor eine scheinbar unlösbare Aufgabe stellt, zeige ich Ihnen nun, wie effektiv Sie Ihre tägliche Ernährung mit Shakes vereinfachen und optimieren können. Denn darum geht es ja in diesem Buch, um SHAKES!

Vorteile von Shakes mit Proteinpulver

Immer wieder taucht die Frage auf: Warum benötige ich Proteinpulver für die Zubereitung von eiweißhaltigen Shakes? Gibt es nicht Milchprodukte oder Eier als Alternative? Nun, im Rahmen einer kalorienreduzierten und eiweißreichen Diät sollte eine Mahlzeit mit ausreichendem Eiweißanteil etwa 30g Eiweiß liefern. Die Auswahl eiweißhaltiger Zutaten, die sich für die Zubereitung schmackhafter Shakes eignen und die hochwertiges Eiweiß enthalten, ist jedoch begrenzt.

Ein herkömmlicher Eiweißshake ohne Proteinpulver, z.B. zubereitet aus ¼ Liter Milch und diversen Früchten liefert gerade einmal 10g Eiweiß! Wenn Sie einen 250g Becher Joghurt dazu geben, dann kommen Sie auf etwa 18g Eiweiß. Ein mittelgroßes Eiklar enthält etwa 4g Eiweiß. Dazu eine wichtige Anmerkung: Bei der Zubereitung von Shakes mit rohen Eiern ist generell Vorsicht geboten. Es sollten nur absolut frische Eier roh verzehrt und die Bezugsquelle beachtet werden, um die Gefahr einer Salmonellenerkrankung auszuschließen.

Mit 13g Eiweiß pro 100g zählt Quark zu den »eiweißreichen« Milchprodukten. Um damit jedoch auf die notwendige Eiweißmenge zu kommen wird Ihr selbstgemixter »Quark-Shake« ziemlich dickflüssig. Zudem ist Quark die einzige natürliche »Shakezutat« mit einem vergleichsweise hohen Eiweißgehalt. Die Vielfalt der Zubereitungsmöglichkeiten für einen Shake mit Quark ist demzufolge nicht sehr groß. Und täglich Quark zu essen bzw. als Shake zu trinken ist auch nicht gerade abwechslungsreich.

Proteinpulver (Eiweißkonzentrat) ist eine hervorragende und praktische Alternative zu Milchprodukten und Eiern.

Sie können damit Ihren Eiweißbedarf einfach, schnell, abwechslungsreich und auf gesunde Weise decken. Drei Esslöffel eines Eiweißkonzentrates (ca. 30g) enthalten durchschnittlich 25g Eiweiß! Damit lässt sich spielend leicht ein eiweißreicher, leckerer Shake zubereiten. Ohne die Verwendung von Eiweißkonzentraten wäre es mir nicht möglich gewesen, ein Rezeptbuch mit dem Titel »Shakes für die Metabole Diät« zu schreiben. Bis auf wenige Ausnahmen werden daher sämtliche Shakes in diesem Buch mit handelsüblichen Eiweißkonzentraten zubereitet.

Natürlich ist mir klar das nicht Jeder die Möglichkeiten hat, die verschiedensten Proteinpulver in möglichst allen Geschmacksrichtungen zu kaufen. Damit dies erst gar nicht notwendig ist, habe ich für viele meiner über 100 Shake-Rezepte ein »geschmacksneutrales« Proteinpulver verwendet. Der Eigengeschmack der verschiedenen Zutaten, wie Früchte, Gemüse oder Säfte kommt damit viel besser zur Geltung. Für den Anfang sind Sie mit einer Dose geschmacksneutralem Eiweiß und vielleicht zwei kleinen Beuteln Ihrer Lieblingsgeschmacksrichtung bereits bestens ausgestattet.

Kostenvergleich:
Milchprodukte, Eiweißkonzentrate und andere Lebensmittel
Was Eiweißkonzentrate betrifft, so besteht vielfach das Vorurteil, dass diese im Vergleich zu herkömmlichen Lebensmitteln sehr teuer seien. Bezogen auf den reinen Eiweißgehalt stimmt dies jedoch nicht. Und da eine ausreichend hohe tägliche Eiweißzufuhr für das Erreichen eines schlanken, fettfreien und muskulösen Körpers nun einmal unerlässlich ist, sollte bei

einem »Preisvergleich« der tatsächliche Eiweißgehalt unter die Lupe genommen werden. Die folgende Tabelle vergleicht die Preise für 30g hochwertiges Eiweiß anhand von natürlichen Lebensmitteln und Milchprodukten sowie zwei Eiweißkonzentraten. Warum gerade 30g Eiweiß? Ganz einfach: Weil eine eiweißreiche Mahlzeit, wie zuvor schon erwähnt, durchschnittlich etwa 30g hochwertiges Eiweiß liefern sollte.

Kostenvergleich: Eiweißkonzentrate vs. natürliche Lebensmittel

Menge	Lebensmittel	Preis*	EW	KH	Fett	Lakt.**
222g	Magerquark	€ 0,75	30g	7,1g	0,7g	7,1g
857ml	Milch (0,1% Fett)	€ 0,86	30g	42g	0,9g	42g
36g	84% Eiweißpulver (Casein)	€ 1,12	30g	1,8g	0,4g	1,8g
34g	85% Eiweißpulver (Whey)	€ 1,23	30g	0,3g	0,3g	0,3g
125g	Hühnerfleisch	€ 1,25	30g	0g	1,3g	0g
8 St.	Eiklar	€ 2,10	30g	0g	0,8g	0g
882g	Joghurt (1% Fett)	€ 2,47	30g	36g	13,2g	36g
170g	Fisch (Kabeljaufilet)	€ 2,55	30g	0g	1,1g	0g
140g	Rinderhüftsteak	€ 2,80	30g	0g	2,7g	0g

EW = Eiweiß / KH = Kohlenhydrate / Lakt. = Laktose/Milchzucker
Alle Nährwertangaben wurden gerundet. *Für die Berechnung der Preise wurden Durchschnittswerte verwendet, die je nach Anbieter sowie Region abweichen können. **Der Laktosegehalt dient als wichtige Information für Personen mit einer Milchzuckerunverträglichkeit (Laktoseintoleranz). Ein hochwertiges Wheyproteinpulver (Isolat) ist aufgrund seines kaum vorhandenen Laktoseanteils hervorragend für die Eiweißversorgung dieser Personen geeignet.

Vor allem die teilweise großen Mengen Milch oder Joghurt, die notwendig sind um auf eine Eiweißportion von 30g zu kommen, verdeutlichen, dass ein hoher täglicher Eiweißbedarf mit diesen

Milchprodukten in der Praxis nur schwer zu decken ist. Wer trinkt schon fast einen Liter Milch oder genehmigt sich 900g Joghurt pro Mahlzeit?

Des Weiteren enthalten Milchprodukte – in derart großen Mengen verzehrt – auch viel Laktose (Milchzucker), die unangenehme Verdauungsbeschwerden verursachen kann. Ich möchte nicht den Anschein erwecken, als sei ich absolut gegen den Verzehr von Milchprodukten. Keinesfalls! Auch die in diesem Buch von mir vorgestellten Shakes werden zum Teil mit Milch, Joghurt oder Quark zubereitet. Im Rahmen einer ausgewogenen Ernährung sollten selbstverständlich auch regelmäßig Milchprodukte auf dem Speiseplan stehen.

Ich möchte Ihnen allerdings auch aufzeigen, dass die normalerweise verzehrten Milchprodukte – z.B. ein Becher Joghurt (150g) oder ein Glas Milch (200ml) – wenig Eiweiß enthalten. Nämlich weniger als 10g Eiweiß pro Mahlzeit. Im Vergleich zu Milchprodukten und anderen eiweißreichen Lebensmitteln stellen Sie Ihrem Körper mit Eiweißkonzentraten »Gramm-für-Gramm« deutlich mehr qualitativ hochwertiges Eiweiß zur Verfügung. Eiweißkonzentrate sind durchaus eine interessante und auch preislich attraktive Alternative zu herkömmlichen Lebensmitteln.

Wenn Sie in Ihrer nächsten Mittagspause wieder einmal überlegen ob Sie ein Diät-Joghurt, einen Becher gezuckerten Früchtequark oder ein Wurstbrötchen essen sollen, dann entscheiden Sie sich besser guten Gewissens für einen Shake. Damit geben Sie Ihrem Körper viel hochwertiges Eiweiß, dass nicht nur Ihre Diätbemühungen unterstützt, sondern obendrein auch lange satt macht.

Hochwertige Eiweißkonzentrate

Für die Rezepte in diesem Buch habe ich zwei Arten von Eiweißkonzentraten verwendet: Molkeneiweiß (Wheyprotein) und ein 4-Komponenten-Eiweiß mit hohem Milcheiweißgehalt (Casein), die ich Ihnen im Folgenden etwas näher erklären möchte.

1. Molkeneiweiß/Wheyprotein

Mit einem Wert von 104 besitzt Wheyprotein die höchste biologische Wertigkeit (BW) aller Proteine. Die biologische Wertigkeit gibt an, wie effizient ein Nahrungsprotein in körpereigenes Protein umgesetzt werden kann. Hier gilt: Je höher die Zahl, desto besser. Je mehr lebensnotwendige Aminosäuren (= Eiweißbausteine, die der Körper nicht selbst herstellen kann) das Protein enthält und je ähnlicher die Aminosäuren-Zusammensetzung dem körpereigenen Muster ist, desto hochwertiger ist das Eiweiß. Zur Bestimmung der biologischen Wertigkeit dient Volleiprotein als Referenzeiweiß mit einer BW von 100. Nur durch Proteingemische lassen sich noch höhere Wertigkeiten erzielen, als die des Wheyproteins.

Neben der hohen biologischen Wertigkeit verfügt Wheyprotein außerdem über einen besonders hohen Gehalt an verzweigtkettigen Aminosäuren (BCAAs = Valin, Leuzin und Isoleuzin), die etwa ein Drittel des Muskelproteins ausmachen. Gerade in der Regenerationsphase werden große Mengen dieser drei Aminosäuren gebraucht, um im Training zerstörtes Muskeleiweiß wieder aufzubauen. Wheyprotein ist daher ideal zur unmittelbaren Proteinversorgung vor und nach dem Training. Wheyprotein zeichnet sich außerdem durch eine rasche Resorption im Magen-Darm-Trakt aus. So kommt es durch die schnelle Aufnahme zu einem beschleunigten Einstrom von Aminosäuren ins Blut, die dann direkt für die Proteinsynthese (u.a. Muskelaufbau) genutzt werden können. Dadurch hat Wheyprotein sozusagen eine anabole (muskelaufbauende) Wirkung im Körper, die zu den Zeitpunkten direkt nach dem Training sowie früh morgens besonders wichtig ist. Aufgrund der schnellen Resorption im Magen-Darm-Trakt verursacht Wheyprotein kaum Magenprobleme und bewahrt vor einem Völlegefühl, das bei anderen Proteinarten vereinzelt auftreten kann. Bei der Zubereitung von Shakes mit Milch oder Wasser ergibt sich ein dünnflüssiger Shake, da Wheyprotein nicht »eindickt«.

Die Verarbeitung des Ausgangsrohstoffs Molke ist entscheidend für die Qualität des Wheyproteins. Molke entsteht als Abfallprodukt bei der Käseherstellung und muss noch weiterverarbeitet werden, um den hohen natürlichen Milchzuckergehalt zu senken und ein möglichst reines Protein zu erhalten. Das qualitativ beste Wheyprotein ist das »Wheyprotein-Isolat« mit einem Eiweißanteil von 85-90% und einem Fett- und Milchzuckeranteil von weniger als 1%. Aufgrund des kaum vorhandenen Milchzuckergehaltes ist dieses Eiweiß besonders leicht verdaulich und kann daher erfahrungsgemäß auch von Personen verwendet werden, die an einer Milchzuckerunverträglichkeit (»Laktose-Intoleranz«) leiden.

Zusammenfassung Wheyprotein
- Hohe biologische Wertigkeit von 104
- Hoher Gehalt an BCAAs = regenerationsfördernde Wirkung

➲ Schnelle Bereitstellung von Aminosäuren = anabole Wirkung
➲ Geringer Laktosegehalt = leicht und schnell verdaulich
➲ Optimal für die Zubereitung eines dünnflüssigen Shakes

2. Milcheiweiß/Casein

Casein wird auf der Zutatenliste von Proteinkonzentraten (z.B. Mehrkomponenten-Eiweiß) oft auch als Milcheiweiß deklariert. Es macht den größten Anteil des natürlichen Kuhmilchproteins aus, das sich zu 80% aus Casein (biologische Wertigkeit 77) und zu 20% aus Wheyprotein zusammensetzt. Trotz der niedrigeren biologischen Wertigkeit gegenüber Wheyprotein besitzt Casein interessante Eigenschaften. So weist dieses Eiweiß einen hohen Anteil an Glutamin auf, einer Aminosäure, die durch Regelung des Flüssigkeitshaushaltes der Zelle in den Proteinstoffwechsel eingreift. Außerdem ist Casein durch seine langsame Verdauung und Resorption gekennzeichnet.

Gegenüber Wheyprotein, das der Körper schnell aufnimmt, wird Casein über mehrere Stunden hinweg langsam resorbiert. Dadurch eignet es sich speziell vor dem Schlafengehen, um über Nacht eine konstante Versorgung des Körpers mit Aminosäuren zu gewährleisten.

Im Gegensatz zum »anabolen« Wheyprotein wird Casein oft auch als »anti-kataboles« (den Gewebeabbau hemmendes) Protein bezeichnet, da es durch den zeitverzögerten, gleichmäßigen Einstrom von Aminosäuren ins Blut, Studien zufolge effektiv den Eiweißabbau aus der Muskulatur verhindern kann. Insbesondere in Phasen einer Kalorienreduktion (Diätphase) ist es wichtig, stärkere Schwankungen des Aminosäurenspiegels im Blut zu vermeiden, da es bei einem niedrigen Level an

Eiweißbausteinen vermehrt zu einem Abbau von Muskelprotein kommt. Zusätzlich kommt es durch die verzögerte Aufnahme zu einem anhaltenden Sättigungseffekt, der gerade in einer Diät erwünscht ist, sowie zu einer besseren Verdaulichkeit anderer, gleichzeitig zugeführter Proteine.

Bei der Shakezubereitung mit Milch oder Wasser entsteht ein eher dickflüssiger Shake, da Casein sehr leicht »eindickt«. Je nach Menge des zugegebenen Caseins kann dies sogar eine »puddingartige« Konsistenz ergeben.

Der Milchzuckergehalt von Casein liegt je nach Verarbeitungsgrad bei etwa 2-10%, also höher als bei Wheyprotein-Isolat. Dadurch kommt es bei manchen Verwendern zu Verdauungsproblemen. Personen mit einer Milchzuckerunverträglichkeit (»Laktose-Intoleranz«) berichten oft von Völlegefühl und Blähungen nach dem Genuss von Casein. Bei einer Milchzuckerunverträglichkeit wird das Enzym Laktase zur Spaltung des Milchzuckers nicht oder in nicht ausreichendem Maß gebildet, woraus eine unvollständige Verdauung des Milchzuckers resultiert. Infolgedessen gelangt dieser unverdaut in den Dickdarm, wo es zu Gärungsprozessen durch die dort angesiedelten Bakterien kommt. Dadurch entstehen dann oft die zuvor erwähnten Probleme.

Statistiken zufolge leiden in Deutschland etwa 15% aller Personen unter einer Milchzuckerunverträglichkeit. Wer die genannten Probleme nach einem Eiweißdrink häufiger zu spüren bekommt, kann davon ausgehen, dass bei ihm eine nicht optimale Milchzuckerverdauung vorliegt. Hier sollte besser auf ein Eiweißprodukt mit niedrigem Milchzuckeranteil – idealerweise ein Wheyprotein-Isolat – zurückgegriffen werden.

Zusammenfassung Casein
- Hoher Gehalt an Glutamin, einer für den Proteinaufbau besonders wichtigen Aminosäure
- Verzögerte Resorption im Verdauungstrakt, Minderung des Proteinabbaus aus der Muskulatur = antikatabole Wirkung
- Ideal für die Proteinversorgung vor dem Schlafengehen
- Guter Sättigungseffekt durch lange Verweildauer im Magen, besonders hilfreich in der Diät
- Ergibt vermischt mit Milch oder Wasser einen dickflüssigen Shake
- Casein ist auch ideal für die Zubereitung eines »Proteinpuddings« geeignet

Neben den genannten Eiweißarten »Wheyprotein« und »Casein« gibt es noch zahlreiche andere Eiweißrohstoffe (Eiprotein, Sojaeiweiß sowie minderwertiges Weizen-, Erbsen- und Reisprotein) die heutzutage in handelsüblichen Eiweißkonzentraten enthalten sind. Eine ausführliche Beschreibung dieser Eiweißsorten finden Sie in dem Buch »Die Metabole Diät«.

In eigener Sache...
Für die Rezepte in diesem Buch habe ich die Produkte zweier Deutscher Hersteller verwendet. Diese Firmen haben mich früher zu meiner aktiven Zeit im Leistungssport, wie auch nun bei meiner Arbeit als Autorin, mit ihren Produkten unterstützt. Und zwar sind das die Firmen »ALL STARS Fitness Products« und »World's Food Nutrition«, bei denen ich mich an dieser Stelle noch einmal herzlich bedanken möchte.

Da ich die Produkte dieser Anbieter seit Jahren kenne und selbst regelmäßig zu mir nehme, habe ich diese auch für meine Rezepte verwendet. Damit Ihnen meine Shake-Rezepte bestmöglich gelingen, ist es mir ein Anliegen Ihnen die Namen der verwendeten Eiweißkonzentrate zu nennen. Denn die verschiedenen Proteinpulver haben bekanntlich unterschiedliche Inhaltsstoffe, sie lösen sich unterschiedlich in Flüssigkeiten auf und haben einen besonderen Eigengeschmack. Beim Mixen wird der Shake – je nach Proteinpulver – dick- oder dünnflüssig. Die Angabe der Produkte soll daher nicht als Werbung verstanden werden, sondern als Unterstützung für die bestmögliche Zubereitung meiner Rezepte.

Sie können alle Rezepte in diesem Buch selbstverständlich auch mit den Eiweißkonzentraten anderer Hersteller zubereiten. Beachten Sie jedoch unbedingt, um welche Art von Proteinpulver es sich handelt (Wheyprotein oder Milcheiweiß), da die Konsistenz des damit zubereiteten Shakes davon abhängt.

SHAKES
DER IDEALE MAHLZEITENERSATZ!

KAPITEL 3

Im Gegensatz zu einer »normalen« Ernährung, bei der im Regelfall drei Mahlzeiten pro Tag gegessen werden, empfehlen die meisten Diäten zur Gewichtsreduktion »mehrere kleine Mahlzeiten« täglich.

Diese Empfehlung gilt auch für die Metabole Diät, und zwar aus gutem Grund: Regelmäßige kleine Mahlzeiten helfen Hungergefühle und insbesondere »Heißhungerattacken«, die vor allem bei einer kalorienreduzierten Diät häufig auftreten, zu unterdrücken. Zudem wird die Einlagerung von überschüssigen Kalorien aus einer übermäßigen Kohlenhydrat- oder Fettzufuhr minimiert und der Stoffwechsel wird aktiviert.

Die Zubereitung mehrerer Mahlzeiten pro Tag stellt jedoch viele Menschen vor eine scheinbar unlösbare Aufgabe. Vielen fehlt die Zeit dafür, andere wiederum sind einfach nicht diszipliniert genug um sich mehrmals täglich eine kleine Mahlzeit zuzubereiten. Wieder andere haben einfach keine Freude am Kochen.

Wenn auch Sie zu den Menschen gehören, die keine Zeit oder Disziplin für die Zubereitung mehrerer »fester Mahlzeiten« pro Tag haben, oder generell nicht zu den Kochfanatikern gehören, dann sind schnell zubereitete Shakes eine hervorragende und gesunde Alternative für Sie!

In diesem Kapitel zeige ich Ihnen, wie Sie Ihre tägliche Ernährung mit Shakes vereinfachen und optimieren können. Shakes sind nicht nur eine schnell zubereitete und oftmals günstigere Alternative zu herkömmlichen Mahlzeiten, sondern liefern – mit den richtigen Zutaten zubereitet – auch hochwertige und wichtige Nährstoffe. Nämlich muskelaufbauendes und gewebestraffendes Eiweiß, energieliefernde Kohlenhydrate und gesunde Fettsäuren.

Die Beispiele auf den folgenden Seiten verdeutlichen, wie ein »normaler« Ernährungstag mit Hilfe von hochwertigen Shakes vereinfacht und in Bezug auf eine sinnvolle Nährstoffzufuhr verbessert werden kann.

Beispiel: Ernährungsplan »Frau« 1092 Kalorien (trainingsfrei)

Mahlzeit	Energie*	Kohlenhydrate*	Eiweiß*	Fett*
1. Frühstück 2 Scheiben Vollkornbrot (75g) 1 Scheibe fettarmer Käse (30g) 1 Scheibe magerer Schinken (30g) 1 Glas Orangensaft (200ml) 1 Tasse Kaffee	372 kcal	48,7g	24,8g	8,7g
2. Mittagessen 50g Vollkornreis 150g Putenbrust Blattsalatmischung, angemacht mit Balsamico 1 Glas Apfelsaft (200ml)	427 kcal	60,7g	40,2g	2,6g
3. Zwischenmahlzeit 200g Fruchtjoghurt, fettarm 1 Apfel	173 kcal	27,3g	7,0g	3,9g
4. Abendessen Tomatencreme-Suppe, 1 Teller 1 Scheibe Weizentoastbrot (25g)	120 kcal	18,0g	2,8g	4,1g
Gesamt	**1092 kcal**	**154,7g**	**74,8g**	**19,3g**

Bewertung: Ein Beispiel für eine übliche fettarme Ernährung im Rahmen einer kalorienreduzierten Diät. Die Kalorienzufuhr ist mit 1092 kcal pro Tag schon sehr gering. Die Kohlenhydratzufuhr beträgt 57% (154,7g x 4 kcal = 618,8 kcal) und ist eindeutig zu hoch für eine effektive Gewichtsabnahme. Die tägliche Eiweißmenge liegt bei etwa 27% (74,8g x 4 kcal = 299,2 kcal) der Gesamtkalorien. Für den Erhalt bzw. Aufbau von stoffwechselaktiver Muskulatur ist dies zu wenig. Der Fettanteil liegt bei 15,7% (19,3g x 9 kcal = 137,7 kcal) und ist damit für eine klassische Low-Fat Diät sogar schon etwas zu hoch.

*Werte zum Teil gerundet!

Beispiel: Optimierter Ernährungsplan »Frau« 1057 Kalorien (trainingsfrei)

Mahlzeit	Energie*	Kohlenhydrate*	Eiweiß*	Fett*
1. Frühstück Gefrosteter Walnuss-Honig Creamy (1 x Shake S. 73) 1 Tasse Kaffee	243 kcal	21,2g	27,1g	5,5g
2. Mittagessen 200g Putenbrust Blattsalatmischung, angemacht mit Balsamico und 1 EL Olivenöl 1 Glas Cola Light	320 kcal	0,6g	48,1g	13,9g
3. Zwischenmahlzeit Golden Wings (1 x Shake S. 155)	139 kcal	2,4g	28,2g	1,8g
4. Abendessen Omelett aus 6 Eiklar, mit 100g Putenbrustaufschnitt 1 Tomate + 1/2 Gurke 1 EL Olivenöl 1 Glas Diätlimonade	355 kcal	5,4g	47,5g	15,9g
Gesamt	**1057 kcal**	**29,6g**	**150,9g**	**37,1g**

Bewertung: Die Nährstoffverteilung wurde entsprechend den Vorgaben der Metabolen Diät (für einen trainingsfreien Tag) modifiziert. Mit insgesamt 1057 kcal ist die Kalorienmenge nur unwesentlich geringer. Die Kohlenhydratzufuhr ist drastisch reduziert und beträgt jetzt nur noch 11% (29,6g x 4 kcal = 118,4 kcal). Der Anteil an hochwertigem Eiweiß wurde verdoppelt und liegt damit bei 57% (150,9g x 4 kcal = 603,6 kcal). Die Fettzufuhr wurde ebenfalls fast verdoppelt und beträgt jetzt etwa 32% (37,1g x 9 kcal = 333,9 kcal).

Beispiel: Ernährungsplan »Mann« 3323 Kalorien (Trainingstag)

Mahlzeit	Energie*	Kohlenhydrate*	Eiweiß*	Fett*
1. Frühstück 100g Müsli mit 200ml Milch, fettarm 1 Banane, 2 Eier 1 Glas Orangensaft (300ml)	892 kcal	127,2g	32,9g	27,9g
2. Zwischenmahlzeit 4 Scheiben Volkornbrot (150g) 200g Putenbrustaufschnitt 1 Glas Multivitaminsaft (300ml)	764 kcal	88,6g	75,0g	12,2g
3. Mittagessen 100g Vollkornnudeln mit Tomatenketchup 300g Putenbrust 150g Gemüsemischung	789 kcal	87,1g	93,2g	7,5g
4. Pre-Workout Mahlzeit 250g Magerquark + 1 Banane + 1 Apfel	367 kcal	46,5g	34,5g	4,8g
5. Abendessen 50g Reis 1 Dose Thunfisch natural (150g) 200g Broccoli	396 kcal	44,2g	42,2g	5,6g
6. Abendsnack 30g Proteinpulver 85%, mit 400ml Wasser	115 kcal	1,5g	25,8g	0,6g
Gesamt	**3323 kcal**	**395,1g**	**303,6g**	**58,6g**

Bewertung: Der Versuch eines Low-Fat Ernährungsplans, wie er häufig von ambitionierten Bodybuildern/Kraftsportlern praktiziert wird. Die Kohlenhydratzufuhr liegt mit 48% (395,1g x 4 kcal = 1580,4 kcal) zwar geringfügig unterhalb den Vorgaben einer üblichen Low-Fat Diät, ist jedoch nach wie vor zu hoch um einen kontinuierlichen Fettabbau zu erzielen. Der Eiweißanteil liegt bei 37% (303,6 x 4 kcal = 1214,4 kcal) und entspricht damit den Vorgaben für eine Low-Fat Diät. Für maximalen Muskel- und Kraftabbau könnte die tägliche Eiweißzufuhr jedoch deutlich höher sein. Mit fast 16% (58,6x 9 kcal = 527,4 kcal) ist der Fettanteil bereits zu hoch für eine effektive Low-Fat Diät.

Beispiel: Optimierter Ernährungsplan »Mann« 3047 Kalorien (Trainingstag)

Mahlzeit	Energie*	Kohlenhydrate*	Eiweiß*	Fett*
1. Frühstück 150g Haferflocken 50g Wheyprotein 90% Schokogeschmack 1 Banane Omelette aus 9 Eiklar	913 kcal	108,4g	87,0g	14,7g
2. Zwischenmahlzeit Holunderblüten Flip (1 x Shake S. 90)	210 kcal	8,3g	43,4g	0,3g
3. Mittagessen 400g Hühnerbrust 200g Broccoli 200g Cottage Cheese	634 kcal	5,0g	130,2g	10,2g
4. Pre-Workout Mahlzeit Pear & Cinnamon (1 x Shake S. 76)	409 kcal	51,9g	48,0g	1,0g
5. Post-Workout Mahlzeit Ingwer-Birnen Smoothie (1 x Shake S. 148)	383 kcal	49,9g	40,1g	2,5g
6. Abendessen 2 Dosen Thunfisch natural (300g) 1 Tomate + Blattsalat, angemacht mit Balsamico und 1 EL Olivenöl 30g Proteinpulver 85% mit 400ml Wasser	498 kcal	3,2g	90,8g	13,6g
Gesamt	**3047 kcal**	**226,7g**	**439,5g**	**42,3g**

Bewertung: Hier wurde die Nährstoffverteilung bestmöglich optimiert und den Vorgaben der Metabolen Diät (Trainingstag) angepasst. Die Kalorienmenge wurde um etwa 8% reduziert. Die Kohlenhydratzufuhr wurde deutlich stärker gesenkt, und zwar auf 30% (226,7g x 4 kcal = 906,8 kcal). Auch das Timing der Kohlenhydratzufuhr wurde optimiert. Kohlenhydrate werden überwiegend zum Frühstück sowie vor und nach dem Training verzehrt. Alle anderen Mahlzeiten sind kohlenhydratarm. Um ideale Voraussetzungen für einen gesteigerten Muskelaufbau und eine beschleunigte Regeneration zu schaffen, wurde die tägliche Eiweißmenge auf 58% (439,5g x 4 kcal = 1758 kcal) erhöht. Die Fettzufuhr wurde um etwa ein Viertel reduziert und beträgt jetzt nur noch zirka 13% (42,3g x 9 kcal = 380,7 kcal).

SHAKEN
LEICHT GEMACHT!

KAPITEL 4

Das Zubehör

Rührgerät (Nosch Mixer)

Mit diesem Rührgerät macht das Shaken so richtig Spaß! 15.000 Umdrehungen pro Minute und eine Leistung von 300 Watt pro Rührwerk sorgen dafür das Ihr Shake eine unvergleichbar cremige Konsistenz erhält. Der ideale Mixer für die Zubereitung von Getränken mit Milch, Joghurt, Eiweißpulver und anderen flüssigen oder cremigen Zutaten. Sobald der Becher mit der Füllung in die Halterung eingesetzt wird, aktiviert der Mikroschalter automatisch das Rührwerk. Wird der Becher entfernt, schaltet sich das Gerät ab. Der Nosch Mixer (www.nosch.de) ist nicht gerade preisgünstig, doch wenn Sie dieses Rührgerät einmal verwendet haben, dann wollen Sie nicht mehr darauf verzichten. Für alles Shakes, die mit dem Rührgerät zubereitet werden, können Sie alternativ auch einen Standmixer verwenden. Shakes, für dessen Zubereitung ich einen Standmixer empfehle, können Sie hingegen nicht mit dem Rührgerät zubereiten.

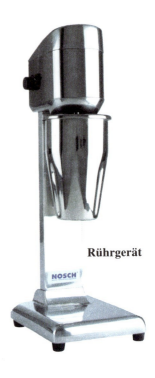

Rührgerät

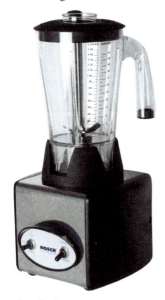

Standmixer

Standmixer

Ein Standmixer (engl. Blender) ist ein elektrisch betriebenes Küchengerät zur Mischung flüssiger und fester Zutaten (z.B. Obst oder Gemüse). Er besteht aus zwei Hauptteilen. Der Fuß enthält einen in mehreren Betriebsgeschwindigkeiten steuerbaren Elektromotor. Darauf sitzt ein nach unten flüssigkeitsdicht abgeschlossener Behälter aus Glas oder transparentem Kunststoff. Auf dem Grund des Behälters befindet sich ein Messerstern, der über einen Zahnantrieb vom Elektromotor in schnelle Rotation versetzt wird. Um zu verhindern das die Zutaten aus dem Behälter spritzen, ist dieser mit einem Deckel abgeschlossen. Für die Zubereitung von Shakes ist es wichtig, dass Ihr Standmixer einen kräftigen Motor besitzt (mindestens 400 Watt). Damit können Sie mühelos gefrorene Früchte und Eiswürfel zerkleinern.

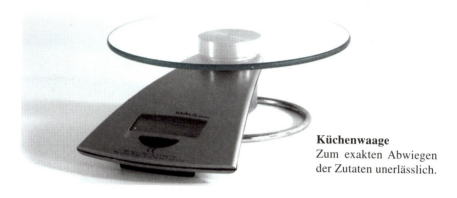

Küchenwaage
Zum exakten Abwiegen der Zutaten unerlässlich.

Zitruspresse
Zum Auspressen von Zitronen, Limetten oder Orangen. Der nach oben spitz zulaufende Kegel ist mit scharfkantigen Rippen versehen. Die halbierte Zitrusfrucht wird auf diesen Kegel mit der Hand aufgedrückt und gedreht. Der Saft läuft an dem Kegel herab und wird in einem Behälter aufgefangen. Zur Herstellung von größeren Mengen Saft ist eine elektrische Zitruspresse empfehlenswert.

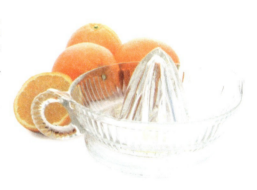

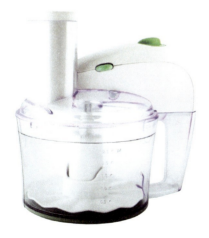

Elektrischer Entsafter
Eignet sich vorzüglich um aus harten Früchte wie Äpfeln oder Birnen sowie Gemüse frischen Saft herzustellen. Der Nachteil eines solchen Gerätes ist allerdings der meist etwas hohe Zeitbedarf bei der anschließenden Reinigung. Wer jedoch auf den zusätzlichen Vitaminstoß von frisch gepresstem Obst oder Gemüse nicht verzichten will, nimmt dies gerne in Kauf.

Shaken leicht gemacht!

Eiscrusher
Zerstoßenes Eis kühlt aufgrund der größeren Oberfläche intensiver als Eiswürfel. Um Ihnen beim Herstellen von »Crushed Ice« die Arbeit zu erleichtern, empfiehlt sich die Anschaffung eines Eiscrushers (manuell oder elektrisch betrieben). Die Eiswürfel oben in den Behälter füllen, dann an der Kurbel drehen und das fertige »Crushed Ice« unten aus dem Sammelbehälter entnehmen.

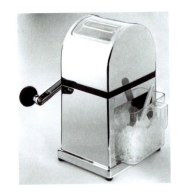

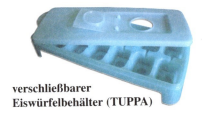
verschließbarer Eiswürfelbehälter (TUPPA)

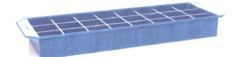
Eiswürfelbehälter

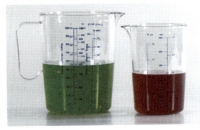
Messbecher

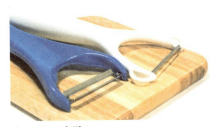
Gemüseschäler

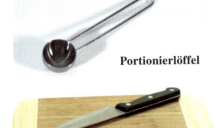
Portionierlöffel

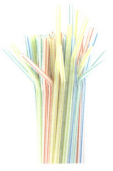
Trinkhalme

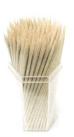
Zahnstocher

Schneidbrett und Küchenmesser

Dekorieren, verzieren und garnieren
Weil bekanntlich das Auge »mitgenießt« sollten Sie versuchen Ihre Shakes möglichst fantasievoll zu dekorieren. Bei der Dekoration sind der eigenen Kreativität keine Grenzen gesetzt. Bei einigen meiner Shakes ist ein Dekorationstipp von mir mit angegeben, was Sie jedoch nicht daran hindern soll Ihre eigenen Ideen einzubringen. Lassen Sie sich von den Tipps in diesem Kapitel inspirieren und kreieren Sie Ihre eigenen Varianten.

Zaubern mit Eis – Eiswürfel
Zum Gelingen wirklich guter Shakes tragen nicht zuletzt Eiswürfel bei. Wichtig ist, dass diese geschmacklich neutral sind. Eiswürfel aus chlorhaltigem Wasser geben den Shakes einen unangenehmen Geschmack. Bei schlechter Wasserqualität sollten Sie auf Leitungswasser zu verzichten. Verwenden Sie stattdessen für die Zubereitung der Eiswürfel stilles Mineralwasser. Auch die Frische der Eiswürfel kann die Qualität des Shakes oder Drinks beeinflussen. Es ist möglich, dass Eiswürfel, die zu lange im Tiefkühlfach lagern, den Geschmack anderer tiefgekühlter Lebensmittel annehmen. Eine Gute Möglichkeit bieten verschließbare Eiswürfelbehälter. Sie können bereits gefrorene Eiswürfel auch auf Vorrat in Gefrierbeuteln, luftdicht verschlossen aufbewahren.

Farbige Eiswürfel
Lassen sich leicht herstellen: Einfach Wasser mit Lebensmittelfarbe einfärben, in Eiswürfelbehälter gießen und einfrieren.

Eingeschlossene Früchte in Eiswürfeln
Sehr dekorativ machen sich auch eingeschlossene Früchte in

Eiswürfeln. Dazu die Früchte in einen Eiswürfelbehälter geben, mit Wasser auffüllen und einfrieren.

Crushed Ice

Um die Oberfläche der Eiswürfel zu vergrößern und dadurch den Drink länger und besser kalt zu halten, können Eiswürfel für Shakes auch zerstoßen werden. Man spricht im Fachjargon von »Crushed Ice« (zerstoßenes Eis). Verwenden Sie zum Trinken dieser Shakes oder Drinks einen Trinkhalm, mit dem Sie den Drink immer wieder aufrühren können. Sie können Crushed Ice entweder in einem praktischen Eiscrusher herstellen oder indem Sie Eiswürfel in ein Geschirrtuch einwickeln, auf ein Küchenbrett legen und mit einem Holzhammer zerklopfen.

Glasdekorrand mit Geschmack

Ein Drink wirkt besonders professionell, wenn Sie ihn mit einem sogenannten »Crusta-Rand« oder »Glasdekorrand« dekorieren. Dieser lässt sich ganz einfach und schnell herstellen: Zuerst wird der Rand des Glases befeuchtet. Sehr gut eignet sich dazu etwas Eiklar. Dazu ein Eiklar in einen kleinen Teller füllen und den Glasrand darin eintauchen. Wenn es geschmacklich passt, kann der Rand auch vorsichtig mit einem Zitronen- oder Orangenviertel befeuchtet werden. Anschließend wird der befeuchtete Glasrand beispielsweise in Kokos- oder Schokoladenraspeln eingetaucht. Der Geschmack sollte natürlich zu dem jeweiligen Getränk passen. Äußerst dekorativ sind auch Kakao- oder Kaffeepulver, geriebene Pistazien, und verschiedene Nussarten. Das Glas anschließend leicht abklopfen damit der Dekorrand fest haftet und nichts davon in den Shake fällt.

Auch farbige Crusta-Ränder geben eine hübsche Glasdekoration ab. Dabei wird, anstatt des Zitronensaftes, ein farbiger Sirup (z.B. Fruchtsirup oder Mineraldrinkkonzentrat) verwendet und das Glas danach in Zucker eingetaucht. Sie können als Dekoration auch einige Spritzer Lebensmittelfarbe oder farbigen Fruchtsirup (z.B. Mineraldrinkkonzentrat) in das Glas spritzen und danach den Shake eingießen. Die langsam zerlaufende Farbe zaubert ein kreatives Muster auf die Glasinnenwand und sieht besonders toll aus.

Orangen- und Zitronenscheiben
Die Scheiben an einer Seite bis zur Mitte einschneiden und als Garnitur an den Glasrand stecken.

Schalenspirale aus Orangen, Zitronen und Limetten
Zunächst wird die unbehandelte Zitrusfrucht gewaschen. Anschließend wird die Schale mit einem scharfen Messer in möglichst einem Stück abgeschält.

Früchte
Kleine Fruchtspießchen passen immer als Garnitur und sehen zudem gut aus. Beispielsweise kann man Ananasstückchen, Kiwischeiben, Kirschen, Trauben und andere Früchte auf einen Holzspieß oder Zahnstocher stecken. Den Fruchtspieß einfach quer über das Glas legen. Sie können Früchte auch in Scheiben schneiden, diese vorsichtig bis zur Hälfte einschneiden und auf den Glasrand stecken.

Gemüsesticks
Lassen sich gut aus Sellerie, Gurken- oder Möhren herstellen.

Sie sehen dekorativ aus und eignen sich zudem auch als Rührstab für Ihr Getränk. Natürlich lassen sich auch Sticks aus »hartem Obst«, etwa Äpfel oder Birnen, herstellen.

Kräuter

Sind ebenso wie die verschiedenen Gewürze dazu geeignet, Ihren Shake oder Drink geschmacklich zu intensivieren. Verwenden Sie wenn möglich frische Kräuter. Falls diese jahreszeitbedingt nicht erhältlich sind, können Sie auch tiefgekühlte Kräuter verwenden. Getrocknete Kräuter sind allerdings nicht geeignet. Sehr dekorativ sieht es auch aus, wenn Sie Ihren Shake mit einem Zitronenmelissen- oder Pfefferminzblatt ausstatten.

Gewürze

Die verschiedenen Gewürze wie z.B. Zimt, Paprika oder Curry eignen sich hervorragend zum Bestreuen eines Shakes. Sie sehen nicht nur gut aus, sondern tragen auch zu einem intensiveren Geschmack bei.

Milch und Milchprodukte

Für die Zubereitung der Shakes in diesem Buch werden u.a. Milchprodukte verwendet. Allerdings meistens in sehr geringen Mengen, so dass die Shakes auch Personen mit einer Milchzuckerunverträglichkeit (Laktoseintoleranz) keine Probleme bereiten sollten.

Buttermilch

Entsteht bei der Verarbeitung von Rahm zu Butter. Sie schmeckt etwas säuerlich und zeichnet sich durch einen geringen Fettgehalt von etwa 1% aus.

Joghurt

Ein Sauermilchprodukt, bei dessen Erzeugung pasteurisierte (erhitzte oder ultrahocherhitzte) Milch mit Milchsäurebakterien versetzt wird. Die Milchmischung ruht einige Stunden bei etwa 42° C und dickt langsam ein bis eine cremige bis feste Konsistenz entsteht. Der Fettgehalt des Joghurts wird durch den Fettgehalt der verwendeten Milch bestimmt und beträgt in der Regel 0,1% bis 3,8%.

Kefir

Stammt ursprünglich aus dem Kaukasus und wird erzeugt indem man der Milch spezielle Kefirpilze zusetzt. Sein süßsäuerlicher, prickelnder Geschmack ist für manche Menschen etwas gewöhnungsbedürftig. Kefir enthält eine geringe Menge Kohlensäure. Eine leichte Wölbung des Deckels deutet also nicht wie etwa bei anderen Milchprodukten auf Ungenießbarkeit hin.

Der Fettgehalt beträgt je nach verwendeter Milch 0,1% bis 3,8%. Durch das erfrischend prickelnde Aroma des Kefirs können Sie Ihren Shakes insbesondere im Sommer das gewisse »Etwas« verleihen.

Quark

Ein Frischkäse, der in Süddeutschland oder Österreich auch »Topfen« genannt wird. Bei der Herstellung von Quark wird pasteurisierte Milch durch Zugabe von Milchsäurebakterien gesäuert und dickgelegt. Der flüssige Anteil, die Molke, wird entfernt und der Quark zu einer cremigen Masse passiert. Je nach gewünschtem Fettgehalt (Magerstufe, 10%, 20% oder 40%

Fett in Trockenmasse) wird dem Quark zusätzlich Sahne zugesetzt.

Sojamilch
Ein rein pflanzliches Getränk, dass aus zermahlenen und gekochten Sojabohnen hergestellt wird. Sojamilch (engl. Soy Milk) ist fettarm (ca. 1,5% Fett), cholesterin- und laktosefrei und somit ein hervorragender »Kuhmilch-Ersatz« für Personen, die aus gesundheitlichen Gründen auf die Aufnahme von Cholesterin und Laktose verzichten müssen. Sojamilch darf in Deutschland nur mit der Bezeichnung »Soja Drink« verkauft werden.

Fette und Öle
Einige der in diesem Buch vorgestellten Rezepte enthalten zusätzlich eine gewisse Menge an bestimmten Ölen. Dies ist durchaus sinnvoll und empfehlenswert, da hochwertige und gesunde Fette/Öle eine wichtige Rolle bei der Metabolen Diät spielen.

Wissenschaftliche Studien zeigen, dass nicht die Menge an verzehrtem Fett, sondern vielmehr die Art der Fette (Qualität) entscheidend ist – und zwar sowohl für die Gesundheit, als auch für den Fettabbau. Für die Metabole Diät gilt daher: Fett durchaus immer sparsam einsetzen, dafür aber gezielt auf die »guten Fette« zurückgreifen.

Gute Fette lassen sich in zwei Kategorien einteilen: Zum einen gibt es die »einfach ungesättigten Fette«, enthalten u.a. in Nüssen, Olivenöl, Rapsöl), die zwar nicht lebensnotwendig sind, jedoch günstige Auswirkungen auf den Blutfettspiegel haben. So unterstützen sie zum Beispiel den Anstieg des »guten« HDL-Cholesterins und sorgen für einen Abfall des »schlechten« LDL-Cholesterins. Einfach ungesättigte Fette werden außerdem schwerer in Form von Körperfett gespeichert als gesättigte Fette (enthalten in fettreichen Milchprodukten, Käse, Fleisch, Wurst usw.).

Zum andern gibt es die »mehrfach ungesättigten Fette« (Linolsäure, alpha-Linolensäure und Fischöle), die für den Körper lebensnotwendig sind. Sie übernehmen im Körper vielfältige Aufgaben und dienen anderen Substanzen als Bausteine, insbesondere den sogenannten »Gewebshormonen«. Diese Substanzen steuern im menschlichen Organismus viele lebenswichtige Faktoren wie etwa das Wachstum, den Wasserhaushalt, das Immunsystem, Entzündungsvorgänge und den Fett-/Stoffwechsel.

Im Rahmen einer sinnvollen und gesunden Ernährung sollte die Fettzufuhr überwiegend durch »einfach ungesättigte Fettsäuren« abgedeckt werden und zudem genügend »mehrfach ungesättigte Fettsäuren« enthalten. Bei letzteren ist darauf zu achten, dass weniger Linolsäure (= Omega-6 Fettsäure, enthalten u.a. in Distelöl, Sonnenblumenöl) und dafür mehr alpha-Linolensäure (= pflanzliche Omega-3 Fettsäure, enthalten u.a. in Rapsöl, Sojaöl, Walnussöl und insbesondere in Leinsamenöl/Leinöl) verzehrt wird. Eine ausführliche Erklärung der Fettzufuhr im Rahmen der Metabolen Diät finden Sie in dem Buch »Die Metabole Diät« (ISBN 978-3-9502301-0-9)

Sämtliche Shake Rezepte in diesem Buch, die mit einer zusätzlichen Menge an hochwertigem und gesundem Öl zubereitet werden, enthalten ausschließlich Leinöl, Olivenöl, Rapsöl oder Walnussöl (mit Ausnahme von einigen Rezepten, die aufgrund des besonderen Aromas mit Kürbiskernöl zubereitet werden).

Abkürzungen

Die folgenden Abkürzungen wurden für die Angabe von Zutaten und Nährwerten bei den Rezepten verwendet:

EL = Esslöffel	TL = Teelöffel
g = Gramm	Msp. = Messerspitze
l = Liter	kcal = Kilokalorien, kurz: Kalorien
ml = Milliliter	Fett i. Tr. = Fettgehalt in Trockenmasse
Wheyprotein 90%	= Wheyprotein-Isolat z.B. ISO-TECH 94 (www.all-stars.de) oder ISO-PRO (www.worldsfood.de)
Proteinpulver 85%	= 4-Komponenten Protein mit hohem Milcheiweißanteil (Casein) z.B. HY-PRO 85/Deluxe (www.all-stars.de)

CREMIGE SMOOTHIES

KAPITEL 5

Das Wort »Smoothies« kommt aus dem Englischen und bedeutet in etwa fein, gleichmäßig, cremig. Alle Shakes, die Sie in diesem Kapitel finden, haben eine cremige Konsistenz. Das erreicht man entweder mit dem entsprechenden Proteinpulver (Milcheiweiß/Casein ist dafür bekannt, dass es besonders cremig wird) oder mit viel Fruchtmark, wie etwa aus Bananen oder Birnen.

Wie schon des öfteren erwähnt, rege ich auch hier dazu an eigene Kreationen zu entwerfen. Sie können beispielsweise für den Feigen-Nuss Shake anstelle von Proteinpulver mit Nussgeschmack auch eines mit Schokogeschmack verwenden. Das Erdbeer Proteinpulver des »Mixed Fruit Shakes« können Sie auch durch ein Proteinpulver mit Vanillegeschmack ersetzen.

LOW CARB
Shakes

1. Almond-Banana Milk
2. Feigen-Nuss Smoothie
3. Blueberry Active Shake
4. Fresh Chocolate Dream
5. Kokosmilch Shake
6. Mixed Fruit Shake
7. Peanut Creamer
8. Quark & Fruit Smoothie
9. Schoko-Kokos Flip mit Kirschen
10. Strawberry Kiss
11. Vanille-Pfirsich Smoothie
12. Yellow Sojadrink
13. Pineapple Kick

Cremige Smoothies

Almond-Banana Milk

2-3 Portionen

Die Mandel ist ein echtes Nährstoff-Multitalent. Sie enthält neben viel Vitamin E einen hohen Anteil an pflanzlichen Proteinen, Ballaststoffen, Kalzium, Magnesium, Phosphor, Kupfer, Eisen, Kalium, Zink und Folsäure.

Zutaten

200ml Sojamilch light
200ml Wasser
100g Mandeln, gehäutet
3 EL = 30g Proteinpulver 85% Bananengeschmack

Zubereitung

1 In einem Kochtopf Wasser zum Kochen bringen und die Mandeln darin 2-3 Minuten weich kochen. Abgießen und die Mandeln zum Abkühlen mit kaltem Wasser übergießen.

2 Die Sojamilch, das Wasser und die Mandeln in einen Standmixer geben und 1-2 Minuten mixen.

3 Das Proteinpulver dazu geben, noch 1/2 Minute mixen und danach in ein großes Glas gießen.

Zubehör

Kochtopf
Standmixer
Großes Glas

Dekotipp

Den fertigen Shake mit Zimt bestreuen.

Nährwerte

Energie	Kohlenhydrate	Eiweiß	Fett	Kohlenhydratanteil
746 kcal	8,8g	47,2g	58g	4,7%

Feigen-Nuss Smoothie

1-2 Portionen

Achten Sie beim Kauf von Feigen darauf, dass diese eine rotbraune, leicht violette Farbe haben. Grüne, unreife Früchte schmecken nicht.

Zutaten

350ml Wasser
50ml Schlagsahne, 30% Fett
1 frische Feige = 50g
1 TL Walnussöl
3 EL = 30g Proteinpulver 85% Nussgeschmack

Zubereitung

1 Ein Glas zum Aneisen (frosten) etwa 10-15 Minuten in den Tiefkühlschrank stellen.

2 Alle Zutaten in einen Standmixer füllen und 1-2 Minuten mixen. Anschließend in das gefrostete Glas gießen.

Zubehör

Standmixer
Großes Glas

Dekotipp

Den fertigen Smoothie mit geriebenen Nüssen bestreuen.

Nährwerte

Energie	Kohlenhydrate	Eiweiß	Fett	Kohlenhydratanteil
348 kcal	9,7g	27,1g	22,4g	11,1%

Blueberry Active Shake

1 Portion

Ob der probiotische Joghurtdrink ACTIMEL tatsächlich die Abwehrkräfte stärkt, kann ich nicht beurteilen, aber er schmeckt in Kombination mit Proteinpulver und Früchten sehr lecker.

Zutaten

300ml Wasser
1 Fläschchen ACTIMEL
40g Blaubeeren
3 EL = 30g Proteinpulver 85% Blueberry-Vanilla Geschmack

Zubereitung

1 Alle Zutaten in einem Standmixer 1-2 Minuten gut mixen.

2 In ein großes Glas gießen und die Eiswürfel dazu geben.

Zubehör

Standmixer
Großes Glas
2-3 Eiswürfel

Nährwerte

Energie	Kohlenhydrate	Eiweiß	Fett	Kohlenhydratanteil
142 kcal	7,0g	26,7g	0,8g	19,7%

Fresh Chocolate Dream

1 Portion

Dieser Drink erinnert an den unverwechselbaren Geschmack von »After Eight«.

Zutaten

150ml Milch, 1,5% Fett

200ml Wasser

4-5 frische Minzeblätter

3 EL = 30g Proteinpulver 85% Schokogeschmack

Zubereitung

1 *Ein Glas zum aneisen (frosten) etwa 10-15 Minuten in den Tiefkühlschrank stellen.*

2 *Die Milch in einen Topf gießen, die Minzeblätter dazu geben und zugedeckt aufkochen lassen.*

3 *Den Topf vom Herd nehmen und zum Abkühlen der Minzemilch 2-3 Eiswürfel dazu geben.*

4 *Die kalte Minzemilch, das Wasser und das Proteinpulver mit einem Rührgerät 1-2 Minuten mixen und in das gefrostete Glas gießen.*

Zubehör

Kochtopf
Rührgerät
Großes Glas
2-3 Eiswürfel

Dekotipp

Mit Magerkakaopulver bestreuen und mit einem Minzeblatt garniern.

Nährwerte

Energie	Kohlenhydrate	Eiweiß	Fett	Kohlenhydratanteil
185 kcal	8,9g	30,9g	2,9g	19,2%

Kokosmilch Shake

1 Portion

Ein süßer Shake, der Erinnerungen an Urlaub, Sommer und Strand wach ruft.

Zutaten

300ml Wasser
50ml Kokosmilch light, aus der Dose
20ml Schlagsahne, 30% Fett
1 Ananasscheibe = 50g
3 EL = 30g Proteinpulver 85% Kokosgeschmack

Zubereitung

1 *Wasser, Kokosmilch, Schlagsahne und die Ananasscheibe in einem Standmixer 1-2 Minuten gut mixen.*

2 *Das Proteinpulver dazu geben und 1/2 Minute weiter mixen.*

3 *In ein großes Glas gießen und die Eiswürfel dazu geben.*

Zubehör

Standmixer
Großes Glas
2-3 Eiswürfel

Dekotipp

Mit Kokosflocken bestreuen und eine Ananasspalte auf den Glasrand setzen.

Nährwerte

Energie	Kohlenhydrate	Eiweiß	Fett	Kohlenhydratanteil
234 kcal	9,8g	26,2g	10g	16,8%

Mixed Fruit Shake

1-2 Portionen

Gemischte Beeren (tiefgekühlt) gibt es im gut sortierten Lebensmittelhandel zu kaufen.

Zutaten

200ml Wasser
200ml Milch, 1,5% Fett
100g gemischte Beeren, tiefgekühlt
1 EL Walnussöl
3 EL = 30g Proteinpulver 85% Erdbeergeschmack

Zubereitung

1 *Ein Glas zum aneisen (frosten) etwa 10-15 Minuten in den Tiefkühlschrank stellen.*

2 *Die Beeren mit der Milch, dem Wasser und dem Walnussöl in einem Standmixer 1 Minute mixen.*

3 *Das Proteinpulver dazu geben und noch 1 Minute mixen. Anschließend in das gefrostete Glas gießen.*

Zubehör

Standmixer
Großes Glas

Dekotipp

Einige der Beeren zurück behalten und vorsichtig (damit sie an der Oberfläche bleiben) in den fertigen Shake legen.

Nährwerte

Energie	Kohlenhydrate	Eiweiß	Fett	Kohlenhydratanteil
291 kcal	10,6g	30,5g	14,1g	14,6%

Peanut Creamer

1-2 Portionen

Ein wunderbar cremiger, leicht süßlich schmeckender Shake, ohne Kuhmilch.

Zutaten

200ml Sojamilch light
100ml Wasser
50g Erdnussmuss
1 TL Rapsöl
3 EL = 30g Wheyprotein 90% geschmacksneutral

Zubereitung

1 Die gesamten Zutaten in einem Standmixer oder Rührgerät mindestens 2 Minuten gut mixen.

2 Den Shake in ein großes Glas gießen und mit einem Trinkhalm servieren.

Zubehör

Rührgerät
Großes Glas
Trinkhalm

Nährwerte

Energie	Kohlenhydrate	Eiweiß	Fett	Kohlenhydratanteil
464 kcal	10,3g	40,8g	28,9g	8,9%

Quark & Fruit Smoothie

1 Portion

Die Kombination von Mango, Beeren und Quark ergibt einen besonders fruchtigen Smoothie.

Zutaten

200ml Wasser
100g Magerquark
20g Himbeeren
20g Heidelbeeren
20g Mango
3 EL = 30g Proteinpulver 85% Bananengeschmack

Zubereitung

1 Die Mango, die Beeren und den Magerquark in einen Standmixer geben, das Wasser dazu gießen und 1-2 Minuten mixen.

2 Das Proteinpulver löffelweise einfüllen und eine weitere Minute mixen. Anschließend in ein großes Glas gießen.

Zubehör

Standmixer
Großes Glas

Dekotipp

Bevor Sie den Shake in das Glas eingießen, bespritzen Sie die Innenwände des Glases mit farbigem Fruchtsirup oder roter Lebensmittelfarbe. Die langsam zerlaufende Farbe zeichnet ein wunderbares Muster in das Glas.

Nährwerte

Energie	Kohlenhydrate	Eiweiß	Fett	Kohlenhydratanteil
203 kcal	8,8g	39,9g	0,9g	17,3%

Schoko-Kokos Flip mit Kirschen

1 Portion

Die Kirsche verfügt über spezielle Enzyme und antibakterielle Substanzen, die die Bildung von Zahnbelag verhindern. Kirschen sind also eine wundervolle Therapie gegen Karies und Parodontose.

Zutaten

100ml Kokosmilch light, aus der Dose
250ml Wasser
50g süße Kirschen
3 EL = 30g Proteinpulver 85% Schokogeschmack

Zubereitung

1 Die Kirschen entkernen, mit allen anderen Zutaten in einen Standmixer geben und 1-2 Minuten gut mixen.

2 Die Eiswürfel in ein großes Glas geben und den Shake eingießen.

Zubehör

Standmixer
Großes Glas
2-3 Eiswürfel

Dekotipp

Den Shake mit Kokosflocken bestreuen und zwei Kirschen am Stängel an den Glasrand hängen.

Nährwerte

Energie	Kohlenhydrate	Eiweiß	Fett	Kohlenhydratanteil
211 kcal	10,5g	26,9g	6,8g	19,9%

Strawberry Kiss

1 Portion

Frische Erdbeeren eignen sich sehr gut zum Einfrieren. Dazu sollte man die Früchte zuerst einzeln auf ein Tablett legen und vorfrieren. Erst dann lagert man sie in einem geeigneten Behälter im Tiefkühlschrank. Die Erdbeeren können somit bei Bedarf problemlos einzeln entnommen werden.

Zutaten

300ml Wasser
100g Joghurt, 1,5% Fett
100g Erdbeeren
3 EL = 30g Proteinpulver 85% Erdbeergeschmack

Zubereitung

1 Ein Glas zum aneisen (frosten) etwa 10-15 Minuten in den Tiefkühlschrank stellen.

2 Das Joghurt und die Erdbeeren zusammen mit dem Wasser in einem Standmixer 1 Minute mixen.

3 Das Proteinpulver dazu geben, 1 Minute weiter mixen. Anschließend in das gefrostete Glas gießen.

Zubehör

Standmixer
Großes Glas

Dekotipp

2 kleine Erdbeeren auf einen Zahnstocher stecken und über das Glas legen.

Nährwerte

Energie	Kohlenhydrate	Eiweiß	Fett	Kohlenhydratanteil
182 kcal	10,5g	30g	2,3g	23,1%

Vanille-Pfirsich Smoothie

1 Portion

Pfirsiche sind bei Zimmertemperatur nur 2 bis 3 Tage haltbar, im Kühlschrank halten sie etwas länger. Die Früchte rechtzeitig vor dem Genuss aus dem Kühlschrank nehmen – das herrliche Aroma kann sich dann besser entfalten!

Zutaten

300ml Wasser

1/2 Pfirsich = 50g

50g Joghurt, 1,5% Fett

3 EL = 30g Proteinpulver 85% Vanillegeschmack

Zubereitung

1 Ein Glas zum aneisen (frosten) etwa 10-15 Minuten in den Tiefkühlschrank stellen.

2 Den Pfirsich in etwa 3cm große Stücke schneiden und mit dem Joghurt und dem Wasser in einem Standmixer 1-2 Minuten mixen.

3 Das Proteinpulver dazu geben und noch 1 Minute mixen. Anschließend in das gefrostete Glas gießen.

Zubehör

Standmixer
Messer
Schneidbrett
Großes Glas

Dekotipp

Eine Pfirsichspalte einschneiden und auf den Glasrand stecken.

Nährwerte

Energie	Kohlenhydrate	Eiweiß	Fett	Kohlenhydratanteil
153 kcal	7,4g	27,8g	1,3g	19,3%

Yellow Sojadrink

1 Portion

Die Bezeichnung Sojamilch ist im deutschen Handel verboten, in den USA hingegen ist die Bezeichnung »Soy Milk« durchaus zulässig.

Zutaten

200ml Sojamilch light
100ml Wasser
1/2 Mango = 50g
1 TL Rapsöl
3 EL = 30g Wheyprotein 90% Vanillegeschmack

Zubereitung

1 *Die Mango schälen und in etwa 3cm große Stücke schneiden.*

2 *Zusammen mit den flüssigen Zutaten in einen Standmixer geben und 1-2 Minuten mixen.*

3 *Anschließend das Wheyprotein dazu geben und 1-2 Minuten weiter mixen. Den Drink in ein großes Glas gießen und dieses mit einem Trinkhalm ausstatten.*

Zubehör

Standmixer
Messer
Schneidbrett
Großes Glas
Trinkhalm

Nährwerte

Energie	Kohlenhydrate	Eiweiß	Fett	Kohlenhydratanteil
242 kcal	10,5g	27,9g	9,9g	17,4%

Pineapple Kick

1 Portion

Die Ananas in Verbindung mit Quark ergibt einen mild, fruchtig schmeckenden Drink.

Zutaten

250ml Wasser

50g Magerquark

50g Ananas, ungezuckert

3 EL = 30g Wheyprotein 90% geschmacksneutral

Zubereitung

1 *Ein Glas zum aneisen (frosten) 10-15 Minuten in den Tiefkühlschrank stellen.*

2 *Ananas, Wasser, Magerquark und 3 Eiswürfel in einem Standmixer 2 Minuten gut mixen.*

3 *Das Wheyprotein dazu geben, noch 1 Minute mixen und in ein großes Glas gießen.*

Zubehör

Standmixer
Großes Glas
3 Eiswürfel

Dekotipp

Einen Fruchtspieß aus Ananasstückchen zubereiten und quer über das Glas legen.

Nährwerte

Energie	Kohlenhydrate	Eiweiß	Fett	Kohlenhydratanteil
199 kcal	8,1g	36,7g	2,2g	16,3%

HIGH CARB

Shakes

1. Bahamas
2. Birnen-Schokotraum
3. Easy Breakfast Drink
4. Egg & Orange Smoothie
5. Gefrosteter Walnuss-Honig Creamy
6. Maronenmilch
7. Orange-Peach Milkshake
8. Pear & Cinnamon
9. Süßer Weetabix Drink
10. Soja & Fruit
11. Apfel Quark Smoothie
12. Tropicana

Bahamas

1-2 Portionen

Da sich die Farbe der Schale im Lauf der Zeit verfärbt, kann man an ihr erkennen, wann eine Litchi reif ist – nämlich dann, wenn sie gleichmäßig rosa oder rot ist. Überreife Früchte haben eine braune Schale und beginnen zu gären.

Zutaten

200ml Milch, 0,5% Fett
100ml Kokosmilch light, aus der Dose
1 Banane = 100g
5-6 Litchis = 100g
2 EL = 20g Wheyprotein 90% geschmacksneutral
Süßstoff nach Geschmack

Zubereitung

1 Die Litchis schälen und zusammen mit den restlichen Zutaten in einem Standmixer 1-2 Minuten gut mixen.

2 Anschließend den Shake in ein großes Glas gießen und 2 Eiswürfel dazu geben.

Zubehör

Messer
Standmixer
Großes Glas
2-3 Eiswürfel

Dekotipp

Das Glas mit einem Kokosflocken Dekorand (s. Kapitel 4) verzieren.

Nährwerte

Energie	Kohlenhydrate	Eiweiß	Fett	Kohlenhydratanteil
384 kcal	50,5g	26,6g	8,4g	52,6%

Birnen-Schokotraum

1-2 Portionen

Birnen und Schokolade harmonieren zusammen besonders gut.

Zutaten

100ml Birnensaft
200ml Milch, 0,5% Fett
1/2 weiche Birne = 75g
3 EL = 30g Proteinpulver 85% Schokogeschmack

Zubereitung

1 *Den Birnensaft, die Birne und die Milch in einen Standmixer gießen und 1 Minute gut mixen.*

2 *Das Proteinpulver dazu geben und noch 1 Minute mixen.*

3 *In ein zur Hälfte mit »Crushed Ice« gefülltes Glas gießen und dieses mit einem Trinkhalm ausstatten.*

Zubehör

Standmixer
Crushed Ice
Großes Glas
Trinkhalm

Dekotipp

Den fertigen Shake mit Magerkakaopulver bestreuen.

Nährwerte

Energie	Kohlenhydrate	Eiweiß	Fett	Kohlenhydratanteil
281 kcal	33,5g	34,5g	1,1g	47,7%

Cremige Smoothies

Easy Breakfast Drink

1-2 Portionen

Schell und einfach zubereitet! Ein Shake mit viel Vitamin C, der sich sehr gut als Frühstücksmahlzeit eignet und richtig gut sättigt.

Zutaten

100ml Milch, 0,5% Fett
250ml Orangensaft
20g Weetabix = 1 Scheibe
1 Orange = 150g
3 EL = 30g Wheyprotein 90% geschmacksneutral

Zubereitung

1 Die Orange schälen und vierteln.

2 Die Weetabixscheibe, die Orangenstücke, den Orangensaft und die Milch in einen Standmixer füllen und 1-2 Minuten mixen.

3 Das Wheyprotein-Isolat löffelweise einfüllen, noch 1 Minute mixen und anschließend in ein großes Glas gießen.

Zubehör

Standmixer
Messer
Schneidbrett
Großes Glas

Nährwerte

Energie	Kohlenhydrate	Eiweiß	Fett	Kohlenhydratanteil
359 kcal	50,6g	35,5g	1,6g	56,4%

Egg & Orange Smoothie

1-2 Portionen

Zitrusfrüchte mit ihrem hohen Gehalt an Vitamin C schmecken am besten frisch gepresst, dann enthält der Saft die meisten Vitamine.

Zutaten

250ml Orangensaft, frisch gepresst

1 ganzes Ei, roh

150g Magerquark

30g Honig

2 EL = 20g Wheyprotein 90% geschmacksneutral

Zubereitung

1 Den frisch gepressten Orangensaft zusammen mit der Milch, dem Magerquark, dem Honig und dem Ei mit einem Standmixer oder Rührgerät 1-2 Minuten gut mixen.

2 Das Wheyprotein dazu geben, noch mindestens 1 Minute cremig mixen und anschließend in ein großes Glas gießen.

Zubehör

Rührgerät
Messer
Schneidbrett
Zitruspresse
Großes Glas

Nährwerte

Energie	Kohlenhydrate	Eiweiß	Fett	Kohlenhydratanteil
427 kcal	50g	37,1g	8,8g	46,8%

Gefrosteter Walnuss-Honig Creamy

1-2 Portionen

Honig ist eines der wertvollsten Süßungsmittel, das die Natur in fertiger Form zu bieten hat. Er ist das einzige Lebensmittel, das kein Ablaufdatum hat. Von den Bienen erzeugte Konservierungsstoffe ermöglichen dieses Phänomen der Natur.

Zutaten

200ml Milch, 0,5% Fett

200g Magerquark

15g Walnüsse, fein gehackt

30g Honig

2 EL = 20g Wheyprotein 90% geschmacksneutral

Zubereitung

1 Ein Glas zum Aneisen (frosten) etwa 10-15 Minuten in einen Tiefkühlschrank stellen.

2 Die gehackten Walnüsse mit der Milch aufkochen, vom Herd nehmen und abkühlen lassen.

3 Die erkaltete Milch mit Honig, Magerquark und Proteinpulver in einem Rührgerät 1 Minute mixen und danach in das gefrostete Glas gießen.

Zubehör

Kochtopf
Rührgerät
Großes Glas

Dekotipp

Mit geriebenen Nüssen bestreuen.

Nährwerte

Energie	Kohlenhydrate	Eiweiß	Fett	Kohlenhydratanteil
484 kcal	42,3g	54,1g	10,9g	35%

Maronenmilch

1-2 Portionen

Der hohe Kohlenhydratgehalt und der vergleichsweise geringe Fettgehalt unterscheidet die Marone (Edelkastanie) von den meisten anderen Nüssen.

Zutaten

200ml Milch, 0,5% Fett
100g Maronenmark
100g Wasser
3 EL = 30g Wheyprotein 90% geschmacksneutral

Zubereitung

1 *Alle Zutaten in einem Rührgerät mindestens 2 Minuten gut mixen und anschließend in ein großes Glas gießen.*

Zubehör

Rührgerät
Großes Glas

Nährwerte

Energie	Kohlenhydrate	Eiweiß	Fett	Kohlenhydratanteil
379 kcal	51,1g	37,2g	2,9g	53,9%

Orange-Peach Milkshake

1-2 Portionen

Geschmacksneutrales Proteinpulver eignet sich vorzüglich dazu, den Eigengeschmack der Shakes zu erhalten. Bei der fruchtig-erfrischenden Kombination von Pfirsich und Orangensaft scheint mir das besonders wichtig.

Zutaten

200ml Milch, 3,5% Fett
100ml Orangensaft
200g Pfirsiche, aus der Dose
3 EL = 30g Wheyprotein 90% geschmacksneutral

Zubereitung

1 Milch, Orangensaft und die Pfirsiche in einen Standmixer geben und 1-2 Minuten cremig mixen.

2 Das Proteinpulver dazu geben eine weitere Minute mixen und anschließend in ein großes Glas gießen.

Zubehör

Standmixer
Großes Glas

Dekotipp

Eine Pfirsichspalte mit einem Messer einschneiden und auf den Glasrand stecken.

Nährwerte

Energie	Kohlenhydrate	Eiweiß	Fett	Kohlenhydratanteil
416 kcal	52,3g	35,1g	7,4g	50,3%

Pear & Cinnamon

1-2 Portionen

Abgesehen von ihrem leckeren Geschmack, hilft die Birne den Cholesterinspiegel zu senken. Hauptverantwortlich dafür ist die Pflanzenfaser Lignin, diese kommt in kaum einer anderen Frucht so zahlreich vor wie in der Birne.

Zutaten

- 100ml Birnensaft
- 100ml Wasser
- 150g Magerquark
- 20g Honig
- 1 kleine weiche Birne = 100g
- 3 EL = 30g Wheyprotein 90% geschmacksneutral
- 1/2 TL Zimt

Zubereitung

1 Die Birne entkernen und vierteln.

2 Wasser, Birnensaft, Birnenviertel, Magerquark und Honig in einem Standmixer 1-2 Minuten gut mixen.

3 Das Wheyprotein und den Zimt dazu geben und 1 Minute weiter mixen. Anschließend in ein großes Glas gießen.

Zubehör

Standmixer
Messer
Schneidbrett
Großes Glas

Dekotipp

Das Glas mit einem Dekorand aus Zimt verzieren.

Nährwerte

Energie	Kohlenhydrate	Eiweiß	Fett	Kohlenhydratanteil
409 kcal	51,9g	48g	1g	50,8%

Süßer WEETABIX Drink

1-2 Portionen

WEETABIX finden Sie im gut sortieren Lebensmittelhandel im Fach bei den Frühstücksflocken. Die aus Großbritannien stammenden keksförmigen Scheiben werden meist in Milch oder Saft eingeweicht und in einer Schüssel serviert.

Zutaten

200ml Milch, 0,5% Fett
100ml Wasser
40g WEETABIX = 2 Scheiben
20g Rosinen
3 EL = 30g Proteinpulver 85% Apfel-Vanille Geschmack

Zubereitung

1 Die Milch und das Wasser zusammen in einem Kochtopf erwärmen.

2 Die WEETABIX in einen Standmixer geben und mit der warmen Milch übergießen. Die Rosinen dazu geben und 1-2 Minuten mixen.

3 Das Proteinpulver löffelweise einfüllen und eine weitere 1/2 Minute weiter mixen. Den Drink in ein großes Glas gießen.

Zubehör

Kochtopf
Standmixer
Großes Glas

Nährwerte

Energie	Kohlenhydrate	Eiweiß	Fett	Kohlenhydratanteil
382 kcal	52,1g	36,4g	3,1g	54,6%

Soja & Fruit

1-2 Portionen

Sojamilch enthält kein Cholesterin und ist frei von Laktose und daher unbedenklich für Menschen mit Laktoseintoleranz oder Milchallergie. Bitte beim Kauf darauf achten, dass die Sojamilch ungesüßt ist.

Zutaten

200ml Sojamilch, light
100ml Wasser
2 frische Feigen = 100g
1/2 Banane = 50g
25g Honig
3 EL = 30g Wheyprotein 90% geschmacksneutral

Zubereitung

1 Die geschälten Feigen, die Banane, die Sojamilch, den Honig und das Wasser in einem Standmixer 1-2 Minuten mixen.

2 Das Wheyprotein dazu geben und noch 1 Minute mixen. Die Eiswürfel in ein Glas füllen und den Shake eingießen.

Zubehör

Standmixer
Großes Glas
2-3 Eiswürfel

Nährwerte

Energie	Kohlenhydrate	Eiweiß	Fett	Kohlenhydratanteil
359 kcal	48,4g	31,1g	4,6g	53,9%

Apfel-Quark Smoothie

1-2 Portionen

Ein cremiger Smoothie ganz ohne Proteinpulver.

Zutaten

100ml Wasser
200g Magerquark
20g Haferflocken
170g Apfelmus
1 TL Zimt

Zubereitung

1 Den Magerquark zusammen mit dem Wasser und dem Apfelmus in einem Standmixer etwa 1 Minute mixen.

2 Die Haferflocken löffelweise dazu geben und eine weitere Minute mixen.

2 Anschließend den Shake in ein großes Glas gießen

Zubehör

Standmixer
Großes Glas
Löffel

Dekotipp

Den Shake reichlich mit Zimt bestreuen.

Nährwerte

Energie	Kohlenhydrate	Eiweiß	Fett	Kohlenhydratanteil
343 kcal	50,8g	30g	2,2g	59,2%

Tropicana

1-2 Portionen

Schon den karibischen Ureinwohnern war die wohltuende Enzymwirkung der Papaya bekannt – der Papayabaum wurde »Baum der Gesundheit« genannt. Die Papayafrucht ist reich an dem eiweißspaltenden Enzym Papain, das den körpereigenen Enzymen Pepsin und Trypsin ähnelt, und sehr hilfreich für die Verdauung ist.

Zutaten

200ml Orangensaft
100ml Sojamilch light
1/2 Papaya = 100g
1 Banane = 100g
4 EL = 40g Wheyprotein 90% geschmacksneutral
1/4 TL Ingwergewürz

Zubereitung

1 Die Papaya und die Banane grob in Stücke schneiden und in einen Standmixer geben.

2 Alle übrigen Zutaten dazu geben, 1-2 Minuten mixen und in ein großes Glas gießen.

Zubehör

Standmixer
Messer
Schneidbrett
Großes Glas

Nährwerte

Energie	Kohlenhydrate	Eiweiß	Fett	Kohlenhydratanteil
371 kcal	45,2g	39,8g	3,4g	47,8%

ERFRISCHEND-FRUCHTIGE DURSTLÖSCHER

KAPITEL 6

Die eisgekühlten Drinks in diesem Kapitel sind besonders an heißen Sommertagen der Hit. Sie sind im Handumdrehen zubereitet und herrlich erfrischend. Überaschen Sie Ihre Gäste im Sommer mit einem wohlschmeckenden, erfrischenden Proteindrink. Oder stillen Sie Ihren eigenen Durst mit einem der prickelnden Durstlöscher. Setzten Sie Akzente mit Eis: Farbige Eiswürfel oder Eissfrüchte (s. Kapitel 4) kommen immer gut an. Oder befüllen Sie das Glas zu 1/4 mit »Crushed Ice«. Das sieht nicht nur professionell aus, sondern hält Ihren Drink auch länger kühl.

LOW CARB
Shakes

1. Birne-Holunderbeeren Quick
2. Cassis on the Rocks
3. Fruit & Curry
4. Frozen Blueberry Shake
5. Himbeer-Zitronen Freezer
6. Kiwi-Soja Shake
7. Melonen Melody
8. Holunderblüten Flip
9. Simply Fruit
10. Summerdrink
11. Strawberry Sweet-Sour

Birne-Holunderbeeren Quick

1 Portion

Die Vitamin A und C reichen Holunderbeeren, sind in vielen Erkältungstees enthalten da sie die Abwehrkräfte stärken. Vorsicht, die Beeren jedoch nie roh verzehren! Sie enthalten Sambunigrin welches zu Erbrechen, Durchfall und Magenkrämpfen führen kann. Durch kochen wird die Holunderbeere jedoch bekömmlich.

Zutaten

200ml Wasser
50ml Birnensaft
50g Holunderbeeren
50g Joghurt, 1,5% Fett
3 EL = 30g Wheyprotein 90% geschmacksneutral

Zubereitung

1 Die Holunderbeeren in einem Kochtopf mit 100ml Wasser zugedeckt 10 Minuten weich kochen und danach abkühlen lassen.

2 Die erkalteten Holunderbeeren, den Birnensaft, das Joghurt und 100ml Wasser in einem Standmixer 1-2 Minuten mixen.

3 Das Wheyprotein dazu geben und noch 1 Minute mixen. 3 Eiswürfel in ein großes Glas geben und den Drink eingießen.

Zubehör

Kleiner Kochtopf mit Deckel
Standmixer
3 Eiswürfel
Großes Glas

Nährwerte

Energie	Kohlenhydrate	Eiweiß	Fett	Kohlenhydratanteil
176 kcal	10,1g	30,1g	1,7g	33%

Cassis on the Rocks

1 Portion

Dieser erfrischend, kühle Sommerdrink fasziniert mit seiner pink-violetten Farbe und dem unverkennbaren Geschmack der schwarzen Johannisbeere.

Zutaten

100ml Wasser
50g schwarze Johannisbeeren
30g Creme Fraiche, 40% Fett
50g Joghurt, 1,5% Fett
3 EL = 30g Wheyprotein 90% Vanillegeschmack
200ml prickelndes Mineralwasser

Zubereitung

1 Johannisbeeren, Creme Fraiche, Joghurt und das Wheyprotein zusammen mit dem Wasser in einem Standmixer 1-2 Minuten mixen.

2 Anschließend das prickelnde Mineralwasser dazu geben und noch einmal ganz kurz mixen (2-3 Sekunden, damit sich die Kohlensäure nicht verflüchtigt).

3 *Ein großes Glas zu 1/4 mit Crushed Ice füllen und den Drink eingießen.*

Zubehör

Standmixer
Crushed Ice
Großes Glas

Dekotipp

Einen frischen Johannisbeerzweig (mit Beeren) am Glasrand platzieren.

Nährwerte

Energie	Kohlenhydrate	Eiweiß	Fett	Kohlenhydratanteil
258 kcal	6,2g	29,4g	12,8g	9,6%

Fruit & Curry

1 Portion

Currygewürzpulver schmeckt und riecht feurig-scharf und zugleich leicht tropisch-süß, es harmoniert vorzüglich mit tropischen Früchten wie Banane und Mango.

Zutaten

200ml Wasser
100g Magerquark
20g Banane
25g Mango
1/2 TL Currygewürzpulver
3 EL = 30g Wheyprotein 90% geschmacksneutral

Zubereitung

1 Die Mango, die Banane, den Magerquark und das Wasser in einem Standmixer 1-2 Minuten mixen.

2 Das Wheyprotein und das Currygewürzpulver dazu geben 1 weitere Minute mixen.

3 Crushed Ice in ein großes Glas füllen, den Shake eingießen und einen Trinkhalm dazu stecken.

Zubehör

Standmixer
Crushed Ice
Großes Glas
Trinkhalm

Dekotipp

Den fertigen Shake mit Currygewürzpulver bestreuen.

Nährwerte

Energie	Kohlenhydrate	Eiweiß	Fett	Kohlenhydratanteil
211 kcal	10,9g	40,6g	0,6g	20,7%

Frozen Blueberry Shake

1-2 Portionen

Immer wieder lecker – Blaubeeren und Quark! Diese Kombination trifft beinahe jedermanns Geschmack. Um immer Blaubeeren zur Hand zu haben, frieren Sie diese beizeiten ein.

Zutaten

200ml Wasser
100g Magerquark
1 TL Leinöl
100g Blaubeeren, tiefgekühlt
3 EL = 30g Wheyprotein 90% geschmacksneutral

Zubereitung

1 *Alle Zutaten in einem Standmixer 1-2 Minuten gut mixen.*

2 *Ein Glas zu 1/4 mit Crushed Ice füllen, den Shake eingießen und einen Trinkhalm ins Glas stecken.*

Zubehör

Standmixer
Großes Glas
Crushed Ice
Trinkhalm

Dekotipp

Einige Blaubeeren in den fertigen Shake geben.

Nährwerte

Energie	Kohlenhydrate	Eiweiß	Fett	Kohlenhydratanteil
260 kcal	8,3g	41,8g	6,6g	12,8%

Himbeer-Zitronen Freezer

1 Portion

Himbeeren kann man sehr gut einfrieren. Damit sie jederzeit problemlos kleinere Mengen entnehmen können, legen Sie die Früchte zum Vorfrieren einzeln auf ein Küchenbrett in den Tiefkühlschrank. Später können die Früchte dann in Gefrierbeutel oder Kunststoffbehälter verpackt werden.

Zutaten

200ml Wasser
100ml Joghurt, 1,5% Fett
50g Himbeeren, tiefgekühlt
1/4 Fläschchen Backaroma Zitronengeschmack
3 EL = 30g Wheyprotein 90% geschmacksneutral

Zubereitung

1 Das Wasser in einen Standmixer gießen. Das Joghurt zusammen mit den Himbeeren, dem Wheyprotein und dem Backaroma dazu geben und etwa 2 Minuten mixen.

2 Crushed Ice in ein Glas geben, den Drink eingießen und einen Trinkhalm dazu reichen.

Zubehör

Standmixer
Crushed Ice
Großes Glas
Trinkhalm

Nährwerte

Energie	Kohlenhydrate	Eiweiß	Fett	Kohlenhydratanteil
180 kcal	9,2g	31,7g	1,8g	20,4%

Kiwi-Soja Shake

1 Portion

Kiwis können in Milchprodukten einen bitteren Beigeschmack erzeugen. Daher habe ich für diesen Shake Sojamilch verwendet.

Zutaten

150ml Sojamilch light

150ml Wasser

1 Kiwi = 50g

3 EL = 30g Proteinpulver 85% geschmacksneutral

Zubereitung

1 Die Kiwi in etwa 3cm große Stücke schneiden und zusammen mit der Sojamilch und dem Wasser in einem Standmixer 1-2 Minuten gut vermixen.

2 Das Proteinpulver dazu geben und noch 1 Minute weiter mixen.

3 Das Glas zu 1/4 mit Crushed Ice füllen, den Drink eingießen und mit einem Trinkhalm servieren.

Zubehör

Standmixer
Großes Glas
Crushed Eis
Trinkhalm

Dekotipp

3-4 Kiwistückchen auf einen Zahnstocher stecken und quer über das Glas legen.

Nährwerte

Energie	Kohlenhydrate	Eiweiß	Fett	Kohlenhydratanteil
180 kcal	8,6g	28,9g	3,3g	19,1%

Melonen Melody

1 Portion

Bei Wassermelonen kann man mit ein wenig Erfahrung durch Klopfen den Reifezustand feststellen: Unreife Früchte haben einen metallischen Klang, reife Früchte einen typischen singenden Klang und überreife Früchte einen eher dumpfen Klang.

Zutaten

100g Wassermelone

150g Joghurt, 1,5% Fett

3 EL = 30g Wheyprotein 90% geschmacksneutral

Zubereitung

1 Die Melone und das Joghurt in einem Standmixer 1 Minute gut vermixen.

2 Das Wheyprotein dazu geben und noch 1 Minute weiter mixen.

3 Das Glas zur Hälfte mit Crushed Ice füllen, den Drink eingießen und mit einem Trinkhalm servieren.

Zubehör

Standmixer
Großes Glas
Crushed Eis
Trinkhalm

Dekotipp

Schneiden Sie aus einer der Wassermelone einen fingerdicken Stift und stecken Sie diesen zur Dekoration in das Glas.

Nährwerte

Energie	Kohlenhydrate	Eiweiß	Fett	Kohlenhydratanteil
212 kcal	14,7g	32,7g	2,5g	27,7%

Holunderblüten Flip

1 Portion

Vom späten Frühjahr bis zum Sommer steht der Holunder in voller Blüte. Dies ist die beste Zeit für diesen erfrischenden Drink.

Zutaten

300ml Wasser
1/2 Birne = 50g
50g Magerquark
3-4 Holunderblüten (mit Stiel)
Schale einer unbehandelten Zitrone
4 EL = 40g Wheyprotein 90% geschmacksneutral
Süßstoff flüssig, nach Geschmack

Zubereitung

1 Die Birne in 3cm große Stücke schneiden und zusammen mit der Zitronenschale und den Holunderblüten in einen Kochtopf geben.

2 Wasser in den Kochtopf eingießen und zugedeckt köcheln lassen bis die Birnenstücke weich sind.

3 Die Holunderblüten und die Zitronenschale der Flüssigkeit entnehmen und diese in den Standmixer geben.

4 Magerquark, Wheyprotein, Süßstoff und Eiswürfel dazu geben und alles 2 Minuten mixen.

5 Danach in ein großes Glas gießen und einen Trinkhalm dazu reichen.

Zubehör

Kochtopf mit Deckel
Messer
Schneidbrett
Standmixer
Großes Glas
2-3 Eiswürfel
Trinkhalm

Nährwerte

Energie	Kohlenhydrate	Eiweiß	Fett	Kohlenhydratanteil
210 kcal	8,3g	43,4g	0,3g	15,8%

Erfrischend-fruchtige Durstlöscher

Simply Fruit

1 Portion

Es ist von Vorteil gefrorene gemischte Beeren im Tiefkühlschrank vorrätig zu haben. Tiefgekühlte Beeren gibt es beispielsweise im »Metro« Großmarkt besonders günstig.

Zutaten

100ml Kefir, 3,5% Fett

200ml Wasser

50g gemischte Beeren, tiefgekühlt

3 EL = 30g Wheyprotein 90% geschmacksneutral

Zubereitung

1 Die tiefgekühlten Beeren, den Kefir und das Wasser in einem Standmixer 1-2 Minuten mixen.

2 Das Wheyprotein dazu geben, 1 Minute weiter mixen und in ein großes Glas gießen.

Zubehör

Standmixer
Großes Glas

Nährwerte

Energie	Kohlenhydrate	Eiweiß	Fett	Kohlenhydratanteil
193 kcal	9,2g	30,8g	3,7g	19,1%

Summerdrink

1 Portion

Bei Shakes mit kohlensäurehaltigen Getränken ist es wichtig, diese erst zum Schluß beizugeben und den Shake nur noch kurz zu mixen, damit sich die Kohlensäure nicht verflüchtigt.

Zutaten

100ml Wasser

1 Fläschchen ACTIMEL

50g Galiamelone

100g Erdbeeren

1 EL Minze, frisch gehackt

3 EL = 30g Wheyprotein 90% geschmacksneutral

150ml prickelndes Mineralwasser

Süßstoff flüssig, nach Geschmack

Zubereitung

1 *Ein Glas zum aneisen (frosten) 10-15 Minuten in den Tiefkühlschrank stellen.*

2 *Die Melone, die Erdbeeren, die gehackte Minze und das ACTIMEL in einem Standmixer 1-2 Minuten mixen.*

3 *Das Wheyprotein dazu geben und 1 weitere Minute mixen.*

4 *Abschließend das prickelnde Mineralwasser dazu gießen, noch einmal ganz kurz mixen und in das gefrostete Glas gießen.*

Zubehör

Standmixer
Großes Glas

Dekotipp

Ein Minzeblatt ins Glas geben.

Nährwerte

Energie	Kohlenhydrate	Eiweiß	Fett	Kohlenhydratanteil
164 kcal	9,1g	30,6g	0,6g	22,2%

Strawberry Sweet-Sour

1 Portion

Erdbeeren kombiniert mit Aceto Balsamico – ein besonders durstlöschender Sommerdrink.

Zutaten

300ml Wasser
100g Magerquark
100g Erdbeeren, tiefgekühlt
3 EL = 30g Proteinpulver 85% Erdbeergeschmack
2 EL Aceto Balsamico

Zubereitung

1 Alle Zutaten in einen Standmixer füllen und 1-2 Minuten mixen.

2 Die Eiswürfel in ein großes Glas geben, den Drink eingießen und einen Trinkhalm dazu reichen.

Zubehör

Standmixer
Großes Glas
Trinkhalm
2-3 Eiswürfel

Nährwerte

Energie	Kohlenhydrate	Eiweiß	Fett	Kohlenhydratanteil
209 kcal	9,6g	40,1g	1,1g	18,4%

HIGH CARB
Shakes

1. ABC Drink
2. Exotic Cooler
3. Gefrostete Orangen-Sojamilch
4. Grapefruit-Vanilledrink
5. Soft & Orange
6. Traubenschorle
7. Vitamin Express
8. Wellness Flip
9. Cranberry Crunch
10. Erdbeer-Ananas Quicky

Erfrischend-fruchtige Durstlöscher

ABC Drink

1-2 Portionen

Zutaten

250ml Ananassaft

100ml Birnensaft, gezuckert

100ml Kokosmilch light, aus der Dose

3 EL = 30g Wheyprotein 90% geschmacksneutral

Zubereitung

1 Alle Zutaten in einem Rührgerät 1-2 Minuten mixen.

2 Das Crushed Ice in ein großes Glas füllen, den Drink eingießen und mit einen Trinkhalm ausstatten.

Zubehör

Rührgerät
Großes Glas
Crushed Ice
Trinkhalm

Dekotipp

Eine kleine Scheibe Ananas einschneiden und auf den Glasrand stecken.

Nährwerte

Energie	Kohlenhydrate	Eiweiß	Fett	Kohlenhydratanteil
372 kcal	44,5g	35g	6g	47,9%

Exotic Cooler

1-2 Portionen

Das Enzym Bromelin, welches in der frischen Ananasfrucht enthalten ist, spaltet das Eiweiß in Milchprodukten. Dadurch können Joghurt oder Milch, wenn sie mit frischer Ananas in Berührung kommen, binnen einer halben Stunde gerinnen und bitter werden. Daher ist man in diesm Fall mit Dosenfrüchten besser beraten.

Zutaten

150ml Milch, 1,5% Fett
250ml Orangensaft, frisch gepresst
1/2 Banane = 50g
2 Scheiben = 100g Ananas, leicht gezuckert, aus der Dose
3 EL = 30g Proteinpulver 85% Bananengeschmack

Zubereitung

1 Die Banane, die Ananasscheiben und den Orangensaft in einem Standmixer 1-2 Minuten mixen

2 Die Milch, das Proteinpulver und die Eiswürfel dazu geben, noch 1 weitere Minute mixen und anschließend in ein großes Glas gießen.

Zubehör

Standmixer
Großes Glas
3-4 Eiswürfel

Dekotipp

Ananasstückchen und Bananenscheiben auf einen kleinen Holzspieß stecken und quer über das Glas legen.

Nährwerte

Energie	Kohlenhydrate	Eiweiß	Fett	Kohlenhydratanteil
345 kcal	45,8g	32,2g	3,7g	53,1%

Gefrostete Orangen-Sojamilch

1-2 Portionen

Orangensaft harmoniert hervorragend mit Sojamilch.

Zutaten

200ml Orangensaft, frisch gepresst

150ml Sojamilch, light

30g Honig

3 EL = 30g Wheyprotein 90% geschmacksneutral

Zubereitung

1 Ein Glas zum aneisen (frosten) für 1015 Minuten in den Tiefkühlschrank stellen.

2 Den frisch gepressten Orangensaft zusammen mit der Sojamilch, dem Honig und dem Wheyprotein mit einem Rührgerät 1-2 Minuten mixen.

3 Das gefrostete Glas zu 1/4 mit Crushed Ice füllen, die Orangenmilch dazu gießen und mit einem Trinkhalm servieren.

Zubehör

Rührgerät
Crushed Eis
Großes Glas
Trinkhalm

Dekotipp

Eine Orangenscheibe zu Hälfte einschneiden und auf den Rand des Glases stecken.

Nährwerte

Energie	Kohlenhydrate	Eiweiß	Fett	Kohlenhydratanteil
335 kcal	46,6g	30,2g	3,1g	55,6%

Grapefruit-Vanilledrink

1-2 Portionen

Die appetithemmenden Bitterstoffe der Grapefruit macht sie zur idealen Unterstützung für Fasten-, Abnahme-, und Entgiftungskuren.

Zutaten

300ml Grapefruitsaft
100ml Joghurt, 0,1% Fett
100ml Wasser
30g Honig
3 EL = 30g Wheyprotein 90% Vanillegeschmack

Zubereitung

1 Den Grapefruitsaft, mit Joghurt, Honig und Wasser in einem Rührgerät gut 1 Minute mixen.

2 Das Wheyprotein dazu geben und nochmals 1 Minute mixen.

3 Ein großes Glas zur Hälfte mit Crushed Ice füllen, den Drink eingießen und mit einem Trinkhalm ausstatten.

Zubehör

Rührgerät
Crushed Ice
Trinkhalm

Dekotipp

Eine Grapefruitscheibe enthäuten und in den fertigen Drink geben.

Nährwerte

Energie	Kohlenhydrate	Eiweiß	Fett	Kohlenhydratanteil
340 kcal	51,0g	31,1g	1,3g	60%

Soft & Orange

1-2 Portionen

Ein cremiger Shake mit viel Vitamin C.

Zutaten

200ml Orangensaft, frisch gepresst
100ml Aprikosennektar
100ml Sojamilch light
1 Aprikose = 100g
3 EL = 30g Wheyprotein 90% geschmacksneutral

Zubereitung

1 Orangensaft, Aprikosennektar, Aprikose und Sojamilch in einen Standmixer geben und etwa 1 Minute mixen.

2 Das Wheyprotein dazu geben, eine weitere Minute mixen und anschließend in ein großes Glas gießen.

Zubehör

Standmixer
Großes Glas

Dekotipp

Eine Orangenscheibe einschneiden und an den Glasrand stecken.

Nährwerte

Energie	Kohlenhydrate	Eiweiß	Fett	Kohlenhydratanteil
335 kcal	44,1g	32,2g	3,3g	52,7%

Traubenschorle

1-2 Portionen

Weintrauben gehören neben Apfel und Bananen zu den beliebtesten Obstsorten in Deutschland. Sie wirken entschlackend, und liefern alle wichtigen Nährstoffe wie Kalium, Kalzium, Magnesium, Phosphor, Eisen und Vitamin C.

Zutaten

150g Joghurt, 1,5% Fett
250g blaue Weintrauben, kernlos
3 EL = 30g Wheyprotein 90% geschmacksneutral
150ml prickelndes Mineralwasser

Zubereitung

1 Ein Glas zum aneisen (frosten) für 10-15 Minuten in den Tiefkühlschrank stellen.

2 Die Trauben mit dem Joghurt und dem Wheyprotein in einem Standmixer 1-2 Minuten mixen.

3 Das prickelnde Mineralwasser dazu gießen und noch einmal ganz kurz mixen (2-3 Sekunden, damit sich die Kohlensäure nicht verflüchtigt).

3 Die Traubenschorle in das gefrostete Glas gießen und einen Trinkhalm dazu stecken.

Zubehör

Standmixer
Großes Glas
Trinkhalm

Dekotipp

Einige Weintrauben am Stiel belassen und über den Glasrand legen.

Nährwerte

Energie	Kohlenhydrate	Eiweiß	Fett	Kohlenhydratanteil
341 kcal	44,5g	34,2g	2,9g	52,2%

Erfrischend-fruchtige Durstlöscher

Vitamin Express

1-2 Portionen

Durch Schwitzen verliert der menschliche Körper Magnesium. Damit es nicht zu Muskelkrämpfen kommt, sollte der Magnesiumverlust rasch ausgeglichen werden. Die Banane enthält viel Magnesium und ist ein ideales Nahrungsmittel für Sportler.

Zutaten

200ml Orangensaft
150g Joghurt, 1,5% Fett
1 Banane = 100g
1 ganzes Ei, roh
3 EL = 30g Wheyprotein 90% Geschmacksneutral

Zubereitung

1 Den Orangensaft zusammen mit dem Joghurt, dem Ei und der Banane in einem Standmixer 2 Minuten mixen.

2 Die Eiswürfel in ein großes Glas füllen und den Shake eingießen.

Zubehör

Standmixer
Großes Glas
2-3 Eiswürfel

Nährwerte

Energie	Kohlenhydrate	Eiweiß	Fett	Kohlenhydratanteil
452 kcal	47,1g	42,4g	10,4g	41,7%

Wellness Flip

1-2 Portionen

Beim Genuss dieses Shakes überkommt Sie ein prickelnd, fruchtiges Sommerfeeling.

Zutaten

200ml Buttermilch
2 frische Feigen = 100g
1 Banane = 100g
1 Kiwi = 50g
3 EL = 30g Wheyprotein 90% Vanillegeschmack
150ml prickelndes Mineralwasser

Zubereitung

1 Ein großes Glas zum aneisen (frosten) in den Tiefkühlschrank stellen.

2 Die Bananen, die Feigen und die Kiwi zusammen mit der Buttermilch in einem Standmixer für 1-2 Minuten cremig mixen.

3 Das Wheyprotein dazu geben und nochmals 1 Minute mixen.

4 Abschließend das prickelnde Mineralwasser eingießen und noch einmal ganz kurz durchmixen (2-3 Sekunden, damit sich die Kohlensäure nicht verflüchtigt). Den fertigen Shake in das gefrostete Glas gießen.

Zubehör

Standmixer
großes Glas
2 Eiswürfel

Dekotipp

Stecken Sie abwechselnd Kiwistücke und Bananenscheiben auf einen kleinen Holzspieß und legen Sie diesen über den Glasrand.

Nährwerte

Energie	Kohlenhydrate	Eiweiß	Fett	Kohlenhydratanteil
384 kcal	52,3g	34,6g	4g	54,5%

Cranberry Crush

1-2 Portionen

Cranberrys sind die amerikanischen Verwandten der Preiselbeere. Wissenschaftlichen Studien zufolge soll Cranberrysaft besonders wirksam zur Vorbeugung von Harnwegsinfektionen sein.

Zutaten

200ml Cranberrysaft
100g Joghurt, 1,5% Fett
50g Cranberrys
25g Honig
3 EL = 30g Wheyprotein 90% geschmacksneutral

Zubereitung

1 Ein Glas zum aneisen (frosten) für 10-15 Minuten in den Tiefkühlschrank stellen.

2 Alle Zutaten in einem Standmixer 1-2 Minuten mixen und danach in das gefrostete Glas gießen.

Zubehör

Standmixer
Großes Glas

Nährwerte

Energie	Kohlenhydrate	Eiweiß	Fett	Kohlenhydratanteil
325 kcal	42,6g	32,6g	2,6g	52,4%

Erdbeer-Ananas Quicky

1-2 Portionen

Der perfekte Summerdrink! Damit liegen Sie immer richtig, denn dieser süße und erfrischende Drink trifft fast jedermanns Geschmack.

Zutaten

250ml Ananassaft

100g Erdbeeren, tiefgekühlt

150g Joghurt, 1,5% Fett

4 EL = 40g Wheyprotein 90% Geschmacksneutral

Zubereitung

1 Den Ananassaft, die Erdbeeren und das Joghurt in einem Standmixer 1-2 Minuten mixen.

2 Das Wheyprotein-Isolat zugeben und eine weitere Minute mixen.

3 Das crushed Ice in ein Glas füllen, den Drink eingießen und diesen mit einen Trinkhalm ausstatten.

Zubehör

Standmixer
Großes Glas
Crushed Ice
Trinkhalm

Dekotipp

Eine Erdbeere und ein Ananasstück auf einen Zahnstocher stecken und diesen quer über das Glas legen.

Nährwerte

Energie	Kohlenhydrate	Eiweiß	Fett	Kohlenhydratanteil
368 kcal	42,1g	43,3g	2,9g	45,8%

AROMATISCHE COCKTAILS

KAPITEL 7

Mit Gewürzen, verschiedenen Backaromen und Fruchtsirupen gibt es zahlreiche Möglichkeiten schmackhafte und eiweißreiche Shakes herzustellen. Gewürze geben Ihren Drinks einen unverkennbaren Geschmack.

Von großem Vorteil für die meisten Shakes in diesem Kapitel ist es, wenn Sie ein professionelles Rührgerät (s. Kapitel 4) besitzen. Cocktails mit flüssigen Zutaten werden damit beispiellos cremiger als mit einem Mixer oder Standmixer.

LOW CARB
Shakes

1. Alice
2. Cinnamon Surprise
3. Pfefferminz Shake
4. Diversity Strawberry Creamer
5. Granny
6. Green
7. Jamaika
8. Minze-Erdbeer Dream
9. Pflaumenshake mit Nelken
10. Schokoladengeheimnis
11. Sweet Lola
12. Vanille-Cassis Shake
13. Vanillekaffee mit Schuss

Alice

1 Portion

Backaroma hat meistens einen sehr intensiven Geschmack – vorsicht bei der Dosierung!

Zutaten

300ml Wasser
100ml Milch,1,5% Fett
3 EL = 30g Proteinpulver 85%, Bananengeschmack
1 TL (5ml) MINERAL-PLEX Mangogeschmack (ALL STARS)
1/4 TL Backaroma Rumgeschmack

Zubereitung

1 *Alle Zutaten in den Becher des Rührgerätes füllen und 1-2 Minuten gut vermixen.*

2 *Anschließend den Cocktail in ein großes Glas gießen.*

Dekotipp

Träufeln Sie eine kleine Menge rote Lebensmittelfarbe oder farbigen Fruchtsirup an die Glasinnenwand, bevor Sie den Cocktail eingießen. Beim langsamen zerlaufen der Farbe entsteht ein dekoratives Muster.

Zubehör

Großes Glas

Nährwerte

Energie	Kohlenhydrate	Eiweiß	Fett	Kohlenhydratanteil
171 kcal	9,2g	29,2g	1,9g	21,5%

Cinnamon Surprise

1-2 Portionen

Zimt werden besondere Eigenschaften zugesprochen. Er soll »innerlich wärmend« sein und gegen Energiemangel helfen.

Zutaten

150ml Milch, 1,5% Fett
150ml Wasser
20g Erdnussmus
1/4 Apfel = 25g
1 TL Walnussöl
1 EL Zimt
3 EL = 30g Wheyprotein 90% geschmacksneutral
Süßstoff flüssig, nach Geschmack

Zubereitung

1 Alle Zutaten mit Ausnahme des Wheyproteins in einen Standmixer geben und 1-2 Minuten mixen.

2 Danach das Wheyprotein dazugeben und noch 1 Minute mixen.

3 Den Shake in großes Glas gießen.

Zubehör

Standmixer
Großes Glas

Dekotipp

Einen Glasdekorrand aus Zimt zubereiten (s. Kapitel 4).

Nährwerte

Energie	Kohlenhydrate	Eiweiß	Fett	Kohlenhydratanteil
345 kcal	8,9g	36,3g	18,2g	10,1%

Pfefferminz Shake

1 Portion

Man sagt der Pfefferminze verschiedene Heilwirkungen nach. Sie soll unter anderem entzündungshemmend, keimtötend, krampflösend und schmerzstillend sein, sowie gegen Blähungen, gegen Durchfall und Kopfschmerzen helfen. Ich verwende Sie gerne für meine Shakes, da sie diesen einen erfrischenden Geschmack geben.

Zutaten

200ml Milch, 0,5% Fett
100ml Wasser
50g Joghurt, 1,5% Fett
5-6 frische Minzeblätter
1 EL Rapsöl
3 EL = 30g Wheyprotein 90% geschmacksneutral

Zubereitung

1 Die Milch und das Wasser zusammen mit den Minzeblättern in einem Kochtopf erhitzen und danach 10 Minuten zugedeckt ziehen lassen.

2 Die Blätter aus der erkalteten Flüssigkeit nehmen und diese zusammen mit den übrigen Zutaten mit einem Rührgerät 1-2 Minuten mixen.

3 Die Eiswürfel in ein großes Glas füllen und den Shake dazu gießen.

Zubehör

Kochtopf mit Deckel
Rührgerät
Großes Glas
1-2 Eiswürfel

Dekotipp

Verzieren Sie das Glas mit einem Schokoladendekorrand (s. Kapitel 4) oder streuen Sie Magerkakaopulver in den Shake.

Nährwerte

Energie	Kohlenhydrate	Eiweiß	Fett	Kohlenhydratanteil
277 kcal	7,2g	32,1g	13,3g	10,4%

Diversity Strawberry Creamer

1 Portion

Aceto Balsamico, auch Balsamessig genannt, stammt aus Italien. Er zeichnet sich durch eine dunkelbraune Farbe und einen süßsauren Geschmack aus und harmoniert hervorragend mit Erdbeeren.

Zutaten

200ml Wasser
100ml Milch, 1,5% Fett
4 EL = 40g Wheyprotein 90% Erdbeergeschmack
1 EL Aceto Balsamico

Zubereitung

1 Milch, Wasser und Wheyprotein in einem Rührgerät 1-2 Minuten gut verrühren.

2 Den Shake in ein großes Glas gießen.

3 Abschließend den Aceto Balsamico mit einem langstieligem Löffel vorsichtig einrühren.

Zubehör

Rührgerät
Großes Glas
Langstieliger Löffel

Nährwerte

Energie	Kohlenhydrate	Eiweiß	Fett	Kohlenhydratanteil
199 kcal	5,2g	37,8g	3,0g	10,5%

Granny

1 Portion

Der Geschmack dieses Cocktails erinnert an Großmutters Apfelkuchen.

Zutaten

200ml Wasser

100ml Milch, 1,5% Fett

1 EL Walnussöl

3 EL = 30g Proteinpulver 85% Cinnamon-Oatmeal Geschmack

1 TL (5ml) MINERAL-PLEX Apfelgeschmack

Zubereitung

1 *Alle Zutaten in den Becher eines Rührgerätes füllen und für 1-2 Minuten gut vermixen.*

2 *Den fertigen Cocktail in ein großes Glas gießen.*

Zubehör

Rührgerät
Großes Glas

Dekotipp

Bestreuen Sie den Cocktail mit Zimt.

Nährwerte

Energie	Kohlenhydrate	Eiweiß	Fett	Kohlenhydratanteil
279 kcal	9,8g	28,6g	13,9g	14,1%

Green

1 Portion

Ein Shake von wirklich außergewöhnlicher Farbe und Geschmack – und das mit wenig Aufwand zubereitet.

Zutaten

300ml Wasser
100ml Mich, 0,5% Fett
3 EL = 30g Proteinpulver 85% Pistaziengeschmack
1 TL (5ml) MINERAL-PLEX Waldmeistergeschmack
1 EL Olivenöl

Zubereitung

1 *Alle Zutaten mit einem Rührgerät 1-2 Minuten gut verrühren.*

2 *Anschließend den Shake in ein großes Glas gießen.*

Zubehör

Rührgerät
Großes Glas

Dekotipp

Einen Glasdekorrandrand (s. Kapitel 4) aus geriebenen Pistazienkernen bereiten oder die geriebenen Pistazien in den fertigen Shake streuen.

Nährwerte

Energie	Kohlenhydrate	Eiweiß	Fett	Kohlenhydratanteil
266 kcal	8,9g	28,6g	12,9g	13,4%

Jamaika

1 Portion

Kokosmilch entsteht übrigens nicht in der Kokosnuss, sondern wird hergestellt, indem das Fruchtfleisch mit Wasser püriert und die Mischung dann durch ein Tuch ausgepresst wird.

Zutaten

200ml Wasser

200ml Kokosmilch light, aus der Dose

3 EL = 30g Proteinpulver 85% Schokogeschmack

1/4 Fläschchen Backaroma Rumgeschmack

Zubereitung

1 *Das Wasser zusammen mit der Kokosmilch in den Becher des Rührgerätes gießen, das Eiweißpulver und das Backaroma dazu geben und 1-2 Minuten gut verrühren.*

2 *Den fertigen Shake in ein großes Glas gießen.*

Zubehör

Rührgerät
Großes Glas

Dekotipp

Einen Glasdekorrand aus Koksflocken bereiten und den Shake mit Magerkakaopulver bestreuen.

Nährwerte

Energie	Kohlenhydrate	Eiweiß	Fett	Kohlenhydratanteil
247 kcal	6,1g	27,2g	12,6g	9,9%

Minze-Erdbeer Dream

1 Portion

Minze regt die Produktion von Gallensäften an. Dadurch wird die Fettverdauung unterstützt.

Zutaten

150ml Milch, 1,5% Fett
200ml Wasser
3 EL = 30g Proteinpulver 85% Erdbeergeschmack
3-4 frische Minzeblätter

Zubereitung

1 Die Milch und das Wasser in einem Kochtopf zusammen mit den Minzeblättern zugedeckt aufkochen lassen. 10 Minuten ziehen lassen und danach abkühlen.

2 Die Minzeblätter aus der Flüssigkeit nehmen und diese mit dem Proteinpulver in einem Standmixer 1 Minute mixen.

3 Den Shake in ein großes Glas gießen und die 2 Eiswürfel dazu geben.

Zubehör

Kochtopf mit Deckel
Rührgerät
Großes Glas
2 Eiswürfel

Dekotipp

Den Shake mit einem Minzeblatt garniern.

Nährwerte

Energie	Kohlenhydrate	Eiweiß	Fett	Kohlenhydratanteil
182 kcal	8,3g	30,9g	2,7g	18,2%

Pflaumenshake mit Nelken

1 Portion

Der ursprünglich aus den USA stammende »Cottage Cheese«, auch Hüttenkäse oder Löffelkäse genannt, ist wie auch Topfen, Mozzarella oder Feta, ein so genannter Frischkäse. Durch seinen neutralen Geschmack eignet er sich für süße, als auch für pikante Speisen oder Drinks.

Zutaten

300ml Wasser
70g Cottage Cheese, 10% Fett
50g frische Pflaumen
3 EL = 30g Proteinpulver 85% Schokogeschmack
1/2 TL Nelkengewürz, gemahlen

Zubereitung

1 Die Pflaumen mit einem kleinen Messer entkernen und zusammen mit dem Cottage Cheese und dem Wasser 1-2 Minuten in einem Standmixer mixen.

2 Das Proteinpulver und das Nelkengewürz dazu geben, eine weitere Minute mixen und danach in ein großes Glas gießen.

Zubehör

Standmixer
Messer
Schneidbrett
Großes Glas

Dekotipp

Den Shake mit etwas Nelkengewürz bestreuen.

Nährwerte

Energie	Kohlenhydrate	Eiweiß	Fett	Kohlenhydratanteil
191 kcal	8,8g	34,0g	2,2g	18,4%

Schokoladengeheimnis

1-2 Portionen

Vorsicht! Dabei wird Ihnen warm.

Zutaten

200ml Wasser

150ml Milch, 1,5% Fett

1 EL Rapsöl

3 EL = 30g Proteinpulver 85% Schokogeschmack

1 Msp. Chiligewürzpulver

1 Msp. Ingwergewürzpulver

Zubereitung

1 Die gesamten Zutaten mit einem Rührgerät 1-2 Minuten gut vermixen.

2 Anschließend den Shake in ein großes Glas gießen.

Zubehör

Rührgerät
Großes Glas

Nährwerte

Energie	Kohlenhydrate	Eiweiß	Fett	Kohlenhydratanteil
293 kcal	8,9g	30,9g	14,9g	12,2 %

Sweet Lola

1 Portion

Ein besonders süßer Shake – mit sehr wenig Aufwand zubereitet!

Zutaten

300ml Wasser

100ml Milch, 1,5% Fett

3 EL = 30g Proteinpulver 85 Kokosgeschmack

1 TL (5ml) MINERAL-PLEX Maracujageschmack

Zubereitung

1 Die flüssigen Zutaten in den Becher des Rührgerätes gießen und 1-2 Minuten mixen. Das Proteinpulver löffelweise dazu geben.

2 Den Shake in ein großes Glas gießen.

Zubehör

Rührgerät
Großes Glas

Dekotipp

Verzieren Sie die Glasinnenwand mit Maracujasirup oder gelber Lebensmittelfarbe.

Nährwerte

Energie	Kohlenhydrate	Eiweiß	Fett	Kohlenhydratanteil
174 kcal	10,1g	28,6g	2,1g	23,2%

Vanille-Cassis Shake

1 Portion

Cassis, auch schwarzen Johannisbeere oder in Österreich schwarze Ribisel genannt, haben einen unverkennbaren Geschmack und Geruch. Blütenknospenextrakt der schwarzen Johannisbeere wird sogar in der Parfümerie-Industrie verwendet um Parfüms eine fruchtige Note zu verleihen.

Zutaten

300ml Wasser

100ml Milch, 1,5% Fett

3 EL = 30g Proteinpulver 85% Vanillegeschmack

1 TL (5ml) MINERAL-PLEX Johannisbeergeschmack

Zubereitung

1 Die gesamten Zutaten mit einem Rührgerät 1-2 Minuten mixen.

2 Den Shake in ein großes Glas gießen.

Zubehör

Rührgerät
Großes Glas

Nährwerte

Energie	Kohlenhydrate	Eiweiß	Fett	Kohlenhydratanteil
171 kcal	8,9g	29,2g	2g	20,8%

Vanillekaffee mit Schuss

1-2 Portionen

Das wärme- und lichtempfindliche Leinöl bewahrt man am besten im Kühlschrank auf. Es ist ratsam nur kleine Fläschchen davon zu kaufen, da es auch gekühlt nur 1-2 Monate haltbar ist, bevor es verdirbt (ranzig wird).

Zutaten

100ml Milch, 1,5% Fett
200ml Wasser
100g Magerquark
1 EL Leinöl
3 EL = 30g Proteinpulver 85% Cappuccinogeschmack
1 TL Backaroma Vanillegeschmack
1/2 TL Backaroma Rumgeschmack

Zubereitung

1 Die Milch zusammen mit dem Wasser und dem Leinöl in den Becher eines Rührgerätes gießen. Das Proteinpulver dazu geben und 1 Minute gut vermixen.

2 Den Magerquark und die Backaromen dazu geben und eine weitere Minute mixen.

2 Anschließend den Shake in ein großes Glas gießen.

Zubehör

Rührgerät
Großes Glas

Dekotipp

Zur Dekoration 1-2 Kaffeebohnen in den Shake geben.

Nährwerte

Energie	Kohlenhydrate	Eiweiß	Fett	Kohlenhydratanteil
352 kcal	8,6g	42,6g	16,4g	9,8%

HIGH CARB
Shakes

1. Black
2. Citrus Softy
3. Gingerbread Smoothie
4. Macadamiashake
5. Mandel-Kokos Creamy
6. Spicy Banana
7. Vanillemilch mit Mandel-Ahornaroma
8. Warmer Weizen-Zimt Frühstücksshake

Black

1-2 Portionen

Die vitamin- und mineralstoffreiche Johannisbeere kombiniert mit Schokolade und Koriander ergibt ein wahrhaftiges Vergnügen für Ihre Geschmacksnerven.

Zutaten

200ml Milch, 0,5% Fett

200g schwarze Johannisbeeren

10g 4-Korn Brei (Babynahrung)

20g Ahornsirup

3 EL = 30g Wheyprotein 90% Schokogeschmack

1/2 TL Koriandergewürz

Zubereitung

1 Milch, Johannisbeeren, 4-Korn Brei und den Ahornsirup in einen Standmixer füllen und 1-2 Minuten mixen.

2 Das Wheyprotein und das Koriandergewürz dazu geben und eine weitere Minute mixen.

3 Anschließend den Shake in ein großes Glas gießen.

Zubehör

Standmixer
Großes Glas

Dekotipp

Das Glas mit einem Glasdekorrand (s. Kapitel 4) aus Magerkakaopulver verzieren.

Nährwerte

Energie	Kohlenhydrate	Eiweiß	Fett	Kohlenhydratanteil
378 kcal	48,9g	38,9g	3g	51,7%

Citrus Softy

1-2 Portionen

Dieser Shake versorgt Sie nicht nur mit einer geballten Ladung Vitamin C, sondern verwöhnt Sie auch mit einem erfrischenden Geschmack.

Zutaten

100ml Wasser
200ml Orangensaft
100g Magerquark
30g Honig
1/2 TL Backaroma Zitronengeschmack
3 EL = 30g Wheyprotein 90% geschmacksneutral

Zubereitung

1 Das Wasser und den Orangensaft in den Becher des Rührgerätes gießen, das Proteinpulver löffelweise dazu geben und 1 Minute mixen.

2 Anschließend den Quark zusammen mit dem Honig und dem Backaroma dazu geben. Eine weitere Minute mixen.

3 Den Shake in ein großes Glas gießen.

Zubehör

Rührgerät
Großes Glas

Dekotipp

Den fertigen Shake mit der abgeriebenen Schale einer unbehandelten Zitrone bestreuen.

Nährwerte

Energie	Kohlenhydrate	Eiweiß	Fett	Kohlenhydratanteil
360 kcal	41,9g	46,6g	0,7g	46,6%

Gingerbread Smoothie

1-2 Portionen

Die verschiedenen Gewürzzutaten können auch durch fertiges Lebkuchengewürz ersetzt werden.

Zutaten

200ml Milch, 0,5% Fett

200ml Wasser

2 1/2 EL = 25g Proteinpulver 85% Cinnamon-Oatmeal Geschmack

20g Hafermark (= zermahlene Haferflocken)

30g Honig

1 Msp. Pimentgewürz

1 Msp. Kardamom

1 Msp. Koriander

1 Msp. Nelkengewürz

Zubereitung

1 Die Milch zusammen mit dem Wasser und dem Proteinpulver etwa 1 Minute in einem Rührgerät mixen.

2 Hafermark, Honig und die Gewürze dazu geben und nochmals 1 Minute gut verrühren.

3 Anschließend den Shake in ein großes Glas gießen.

Zubehör

Rührgerät
Großes Glas

Dekotipp

Bestreuen Sie den Shake mit etwas Lebkuchengewürz.

Nährwerte

Energie	Kohlenhydrate	Eiweiß	Fett	Kohlenhydratanteil
335 kcal	46,8g	30,8g	2,7g	55,9%

Macadamiashake

1-2 Portionen

Macadamianüsse stammen aus Australien und werden auch »Königin der Nüsse« genannt. Sie gelten als die feinsten und wohlschmeckendsten Nüsse weltweit. Ihr hoher Anteil an einfach ungesättigten Fettsäuren, Mineralien und Vitaminen – doch frei von Cholesterin – macht sie zu einer gesunden und wertvollen Gaumenfreude.

Zutaten

300ml Milch, 0,5% Fett
40g Macadamianüsse
40g Honig
3 EL = 30g Wheyprotein 90% geschmacksneutral

Zubereitung

1 Die Madacamianüsse in einer Kaffeemühle fein zermahlen.

2 Alle Zutaten in einem Rührgerät 1-2 Minuten verrühren und danach in ein großes Glas gießen.

Zubehör

Kaffemühle
Rührgerät
Großes Glas

Nährwerte

Energie	Kohlenhydrate	Eiweiß	Fett	Kohlenhydratanteil
488 kcal	47,1g	38,8g	16,0g	38,6%

Mandel-Kokos Creamy

1-2 Portionen

Maronenmark gibt es entweder in Dosen oder tiefgekühlt im gut sortierten Lebensmittelhandel.

Zutaten

200ml Milch, 0,5% Fett
150ml Wasser
100g Maronenmark
1/4 TL Backaroma Bittermandelgeschmack
3 EL = 30g Proteinpulver 85% Kokosgeschmack

Zubereitung

1 *Die Zutaten in einem Rührgerät 1-2 Minuten gut verrühren.*

2 *Anschließend den Shake in ein großes Glas gießen.*

Zubehör

Rührgerät
Großes Glas

Dekotipp

Bereiten Sie einen Glasdekorrand mit geriebenen Mandeln (s. Kapitel 4).

Nährwerte

Energie	Kohlenhydrate	Eiweiß	Fett	Kohlenhydratanteil
384 kcal	52,6g	35,4g	3,5g	54,8%

Spicy Banana

1-2 Portionen

Curry aktiviert auf natürliche Weise die Magen-/Darmfunktion und hilft gegen Völlgefühl nach dem Essen.

Zutaten

200ml Milch, 0,5% Fett

200ml Wasser

1 1/2 Bananen = 150g

3 EL = 30g Wheyprotein 90% geschmacksneutral

1 Msp. Ingwergewürzpulver

1/2 TL Currygewürzpulver

Zubereitung

1 Milch, Wasser und die Banane in einem Standmixer 1-2 Minuten mixen.

2 Das Wheyprotein und die Gewürze dazu geben und nochmals 1 Minute mixen.

3 Den Shake in großes Glas gießen.

Zubehör

Standmixer
Großes Glas

Dekotipp

Den fertigen Drink großzügig mit Currygewürzpulver bestreuen.

Nährwerte

Energie	Kohlenhydrate	Eiweiß	Fett	Kohlenhydratanteil
328 kcal	42,0g	34,1g	2,7g	51,2%

Vanillemilch mit Mandel-Ahornaroma

1-2 Portionen

Ahornsirup wurde bereits von den Indianern im Nordosten Amerikas und in Kanada als natürliches Süßungsmittel genutzt. Es gibt ihn im Drogeriemarkt oder Reformhaus zu kaufen.

Zutaten

400ml Milch, 0,5% Fett
1/4 TL Backaroma Mandelgeschmack
30g Ahornsirup
3 EL = 30g Proteinpulver 85% Vanillegeschmack

Zubereitung

1 Alle Zutaten in einem Mixer oder Rührgerät 1-2 Minuten gut mixen.

2 Danach den Shake in großes Glas gießen.

Zubehör

Rührgerät
Großes Glas

Dekotipp

Aus geriebenen Mandeln einen Glasdekorrand bereiten (s. Kapitel 4).

Nährwerte

Energie	Kohlenhydrate	Eiweiß	Fett	Kohlenhydratanteil
339 kcal	39,6g	39,4g	2,5g	46,7%

High Carb Shakes

Warmer Weizen-Zimt Frühstücksshake

1-2 Portionen

WEETABIX ist seit etwa 60 Jahren ein klassischer Bestandteil des englischen Frühstücks. In Deutschland zwar noch relativ unbekannt, jedoch im gut sortierten Lebensmittelhandel problemlos erhältlich (im Regal bei den Frühstücksflocken).

Zutaten

200ml Milch, 0,5% Fett
100ml Wasser
40g WEETABIX = 2 Scheiben
3 Datteln, getrocknet = 20g
3 EL = 30g Wheyprotein 90% geschmacksneutral
1 TL Zimt

Zubereitung

1 *Milch und Wasser in einem Kochtopf erhitzen.*

2 *Die Datteln entkernen und zusammen mit den WEETABIX in einen Standmixer geben. Mit der heißen Milch-Wassermischung übergießen und 1 Minute mixen.*

3 *Das Wheyprotein und den Zimt dazu geben und nochmals 1 Minute mixen.*

4 *Den warmen Shake in ein großes Glas gießen und sofort genießen.*

Zubehör

Kochtopf
Kleines Messer
Schneidbrett
Standmixer
Großes Glas

Dekotipp

Streuen Sie etwas Zimt auf den fertigen Shake.

Nährwerte

Energie	Kohlenhydrate	Eiweiß	Fett	Kohlenhydratanteil
374 kcal	50,3g	38,8g	1,9g	53,8%

PIKANTE KRÄUTER UND GEMÜSEDRINKS

KAPITEL 8

Für manch Einen sind die Shakes in diesem Kapitel etwas gewöhnungsbedürftig. Selbst gewöhnlicher Tomatensaft ist ja bekanntlich nicht jedermanns Geschmack. Es kann auch daran liegen, dass man unbewusst mit einem Shake meist Früchte, Milch und eher süße Zutaten verbindet. Viele meiner Freunde und Bekannten »mussten« als Testpersonen zahlreiche Gemüsesäfte testen. Nach anfänglicher Skepsis wurden die pikanten Kräuter- und Gemüsedrinks jedoch sehr gut angenommen.

Auch Sie werden überrascht sein, wie vielfältig die Möglichkeiten zur Herstellung pikanter Shakes sind. Drinks mit Gemüse und Kräuter eignen wegen ihres hohen Sättigungswertes hervorragend als Mahlzeit für zwischendurch. Für die meist herben, würzigen Drinks bieten sich Joghurt, Quark, Kefir oder auch Buttermilch als Basis an. Geschmacksneutrales Wheyprotein-Isolat sorgt in meinen Gemüseshakes für den ausreichenden Eiweißanteil.

LOW CARB
Shakes

1. Kräuter Flip
2. Kürbis-Buttermilch Shake
3. K & K
4. Grüner Kefir
5. Avocado Cocktail
6. Good Morning
7. Mixed Pepper
8. Pikanter Gurken Smoothie
9. Rucola Kir
10. Sweet & Zesty
11. Veggy Shake
12. Vital Quark
13. Würziger Tomatensaft

Kräuter Flip

1 Portion

Verwenden Sie wenn möglich frische Kräuter, oder bestenfalls Tiefkühlkräuter für Ihre Shakes. Getrocknete Kräuter sind nicht geeignet.

Zutaten

- 150ml Wasser
- 100ml Buttermilch
- 100g Magerquark
- 1 EL Leinöl
- 1 TL Petersilie, gehackt
- 1 TL Schnittlauch, gehackt
- 1 TL Dille, gehackt
- 3 EL = 30g Wheyprotein 90% geschmacksneutral
- Salz und Pfeffer nach Geschmack

Zubereitung

1 Das Wasser zusammen mit der Buttermilch, dem Leinöl und dem Quark in einen Standmixer geben und 1 Minute mixen.

2 Die Kräuter und das Wheyprotein sowie eine Prise Salz und Pfeffer dazugeben und eine weitere Minute mixen.

3 Den Shake in ein hohes Glas gießen.

Zubehör

Standmixer
Großes Glas

Dekotipp

Den fertigen Shake mit gehacktem Schnittlauch garnieren.

Nährwerte

Energie	Kohlenhydrate	Eiweiß	Fett	Kohlenhydratanteil
283 kcal	7,4g	34,7g	12,7g	10,5%

Kürbis-Buttermilch Shake

1 Portion

Interessant für die männlichen Leser: Kürbiskernöl soll vorbeugend gegen Prostata-Erkrankungen sein, zudem wird ihm eine potenzfördernde Wirkung nachgesagt.

Zutaten

200ml Wasser
100ml Buttermilch
100g Kürbis
1 EL Kürbiskernöl
3 EL = 30g Wheyprotein 90% geschmacksneutral
Salz und Pfeffer nach Geschmack

Zubereitung

1 Den Kürbis mit einem Messer schälen, in Stücke schneiden und in einen Standmixer füllen.

2 Den Kefir, das Wasser und die Gewürze dazu geben und 1-2 Minuten mixen.

3 Das Wheyprotein und das Kürbiskernöl ebenfalls in den Standmixer geben, eine weitere Minute mixen und den Shake in ein großes Glas gießen.

Zubehör

Standmixer
Messer
Schneidbrett
Großes Glas

Dekotipp

Den fertigen Shake mit Kürbiskernen garnieren.

Nährwerte

Energie	Kohlenhydrate	Eiweiß	Fett	Kohlenhydratanteil
292 kcal	9,3g	28,5g	15,6g	12,7%

K & K

1 Portion

Kefir und Kresse harmonieren sehr gut miteinander und machen diesen Drink zum pikant würzigen Geschmackserlebnis.

Zutaten

200ml Wasser
150g Kefir
1 Kästchen Kresse
Saft und abgeriebene Schale einer halben unbehandelten Zitrone
3 EL = 30g Wheyprotein 90% geschmacksneutral
Salz + Pfeffer

Zubereitung

1 Die Zitrone auspressen und die Schale abreiben. Die abgeriebene Schale mit Kefir, Wasser und der Kresse in einen Standmixer füllen und 1 Minute mixen.

2 Das Wheyprotein dazugeben, nach Geschmack mit Salz und Pfeffer würzen und 1 Minute weiter mixen.

3 Die Eiswürfel in ein großes Glas geben und den Shake darüber gießen.

Zubehör

Standmixer
Zitronenpresse
Gemüsereibe
2 Eiswürfel
Großes Glas

Dekotipp

Ftwas Kresse zurückbehalten und auf den fertigen Shake streuen.

Nährwerte

Energie	Kohlenhydrate	Eiweiß	Fett	Kohlenhydratanteil
254 kcal	6,4g	31,9g	11,2g	10,1%

Grüner Kefir

1-2 Portionen

Kefir soll jung halten und es wird ihm eine stabilisierende Wirkung auf den gesamten Organismus nachgesagt. Diesem Shake gibt er geschmacklich das »gewisse Etwas«.

Zutaten

150ml Wasser
150g Kefir
50g Avocado
2 EL gehacktes Basilikum
1 TL Dijon Senf
3 EL = 30g Wheyprotein 90% geschmacksneutral
Pfeffer aus der Mühle

Zubereitung

1 Die Avocado in zwei Hälften teilen, mit einem kleinen Löffel aushöhlen und das Fruchtfleisch mit Kefir, Wasser, Senf und dem Basilikum im Standmixer etwa 2 Minuten mixen.

2 Das Wheyprotein dazu geben und nochmals 1 Minute weiter mixen.

3 In ein großes Glas gießen und mit etwas Pfeffer aus der Mühle bestreuen.

Zubehör

Standmixer
Kleiner Löffel
Messer
Schneidbrett
Großes Glas

Dekotipp

1-2 Cocktailtomaten auf einen Zahnstocher stecken und quer über das Glas legen.

Nährwerte

Energie	Kohlenhydrate	Eiweiß	Fett	Kohlenhydratanteil
311 kcal	6,5g	32,9g	17,0g	8,4%

Avocado Cocktail

1-2 Portionen

Eine Avocado ist reif, wenn die Schale auf leichten Druck nachgibt – unreife Avocados sind ungenießbar. Harte Früchte am Besten in Zeitungspapier wickeln und bei Zimmertemperatur nachreifen lassen.

Zutaten

250ml Wasser
100g Sauerrahm, 10% Fett
100g Avocado
Saft von 1/2 Zitrone
1 Radieschen
1 EL Kresse
3 EL = 30g Wheyprotein 90% geschmacksneutral
Salz
Pfeffer

Zubereitung

1 *Die Avocado in zwei Hälften teilen, mit einem kleinen Löffel aushöhlen und das Fruchtfleisch in einen Standmixer geben. Das Radieschen waschen und ebenfalls in den Standmixer geben.*

2 *Sauerrahm, Wasser, Zitronensaft, Kresse und die Gewürze hinzufügen und alles 1-2 Minuten mixen.*

3 *Das Wheyprotein löffelweise einfüllen und noch einmal eine 1/2 Minute mixen.*

4 *Anschließend den Cocktail in ein großes Glas gießen.*

Zubehör

Standmixer
Messer
Schneidbrett
Kleiner Löffel
Großes Glas

Nährwerte

Energie	Kohlenhydrate	Eiweiß	Fett	Kohlenhydratanteil
449 kcal	4,6g	32,1g	33,5g	4,1%

Good Morning

1 Portion

Beim Kauf von wertvollem Leinöl, das wichtige Omega-3-Fettsäuren liefert, immer darauf achten, dass es in dunklen Glasflaschen und im Kühlregal gelagert wurde. Sollte dies nicht der Fall sein oder das Haltbarkeitsdatum schon in 4 Monaten fällig sein, lassen Sie es lieber im Regal stehen.

Zutaten

50ml Orangensaft
200ml Wasser
100ml Sojamilch
1 TL Leinöl
50g Möhre
20g Petersilienwurzel
3 EL = 30g Wheyprotein 90% geschmacksneutral
1 Prise Salz

Zubereitung

1 *Das Gemüse grob zerteilen, mit dem Orangensaft, dem Wasser, dem Leinöl und der Sojamilch in einen Standmixer geben und 1-2 Minuten gut mixen.*

2 *Das Wheyprotein zusammen mit dem Salz hinzugeben und noch eine 1/2 Minute mixen.*

3 *Den Shake in ein großes Glas gießen.*

Zubehör

Standmixer
Messer
Schneidbrett
Großes Glas

Nährwerte

Energie	Kohlenhydrate	Eiweiß	Fett	Kohlenhydratanteil
235 kcal	10,7g	29,7g	8,1g	18,2%

Mixed Pepper

1-2 Portionen

Gemüsepaprika hat den höchsten Vitamin-C Gehalt aller bei uns erhältlichen Gemüsesorten. Achten Sie beim Kauf darauf, dass die Schale einwandfrei und ohne braune Flecken ist, denn braune Flecken bedeuten »mangelnde Frische«.

Zutaten

150ml Wasser
150g Magerquark
20g grüne Paprikaschote
20g rote Paprikaschote
20g gelbe Paprikaschote
1 EL Olivenöl
2 EL = 20g Wheyprotein 90% geschmacksneutral
Salz und Pfeffer nach Geschmack

Zubereitung

1 Die Paprikaschoten, den Quark, das Wasser und das Öl in einen Standmixer geben und etwa 2 Minuten mixen.

2 Das Wheyprotein dazu geben, mit Salz und Pfeffer würzen und nochmals 1 Minute mixen.

3 Den Shake in ein großes Glas gießen.

Zubehör

Standmixer
Messer
Schneidbrett
Großes Glas

Dekotipp

Den fertigen Shake mit Paprikagewürzpulver bestreuen.

Nährwerte

Energie	Kohlenhydrate	Eiweiß	Fett	Kohlenhydratanteil
295 kcal	6,9g	39,0g	12,4g	9,3%

Pikanter Gurken Smoothie

1 Portion

Ein Shake diesmal ganz »natur« – ohne Proteinpulver.

Zutaten

150ml Wasser
200g Magerquark
100g Salatgurke
Saft von 1/2 Zitrone
1 EL Olivenöl
1 TL Dill, gehackt
Salz

Zubereitung

1 Magerquark, Zitronensaft, Dill und Wasser in einem Standmixer 1-2 Minuten gut mixen.

2 Die Salatgurke grob in Stücke schneiden und zusammen mit dem Olivenöl ebenfalls in den Standmixer geben – 1 Minute weiter mixen.

3 Anschließend den Shake in ein großes Glas gießen.

Zubehör

Standmixer
Messer
Schneidbrett
Großes Glas

Dekotipp

Mit einer dünnen Gurkenscheibe garnieren und mit etwas Dill bestreuen.

Nährwerte

Energie	Kohlenhydrate	Eiweiß	Fett	Kohlenhydratanteil
258 kcal	8,4g	27,3g	12,7g	13%

Rucola Kir

1 Portion

Im Mittelalter galt die löwenzahnförmige Rucola (Rauke) Pflanze als luststeigernd. Der Anbau von Rucola in Klostergärten war strengstens verboten wurde.

Zutaten

250ml Wasser
100g Rucola-Blätter
50g Magerquark
50g Tomate
1 Msp. Meerrettich aus dem Glas
1 TL Aceto Balsamico
1 TL Olivenöl
3 EL = 30g Wheyprotein 90% geschmacksneutral

Zubereitung

1 Die Rucola-Blätter, die Tomate, den Magerquark und das Olivenöl zusammen mit Wasser und Aceto Balsamico in einen Standmixer geben und 1-2 Minuten gut mixen.

2 Das Wheyprotein und den Meerrettich dazu geben und nochmals 1/2 Minute weiter mixen.

3 Den Shake in ein großes Glas gießen.

Zubehör

Standmixer
Messer
Schneidbrett
Großes Glas

Dekotipp

Den Shake mit einigen Rucola-Blättern verzieren.

Nährwerte

Energie	Kohlenhydrate	Eiweiß	Fett	Kohlenhydratanteil
249 kcal	6,2g	41,5g	6,4g	10%

Sweet & Zesty

1 Portion

Aceto Balsamico diente früher als Heilmittel, daher auch der Name »balsamico = balsamisch-heilend«. Er zählt zu den edelsten und kostbarsten »Würzen« der Welt und wird in aufwändigen und langwierigen Verfahren hergestellt.

Zutaten

- 200ml Wasser
- 100g Magerquark
- 2 EL Basilikum, frisch gehackt
- 1 EL Aceto Balsamico
- 3 EL = 30g Wheyprotein 90% Erdbeergeschmack
- 1 Msp. weißer Pfeffer

Zubereitung

1 Den Magerquark, das Wasser, gehacktes Basilikum und weißen Pfeffer in einen Standmixer geben und 1-2 Minuten gut mixen.

2 Das Wheyprotein dazu geben, 1 Minute weiter mixen und danach in ein großes Glas gießen.

3 Den Aceto Balsamico dazu gießen und mit einem langstieligen Löffel vorsichtig einrühren.

Zubehör

Standmixer
Langstieliger Löffel
Großes Glas

Dekotipp

Stecken Sie abwechselnd je 2 kleine frische Erdbeeren und 2 Basilikumblätter auf einen kleinen Holzspieß und legen Sie diesen quer über den Glasrand.

Nährwerte

Energie	Kohlenhydrate	Eiweiß	Fett	Kohlenhydratanteil
186 kcal	4,1g	39,3g	1,2g	8,8%

Veggy Shake

1 Portion

Wer einmal den typisch nussigen Geruch frisch gepressten Kürbiskernöls kennen gelernt hat, der wird schnell zum Fan und kann sich seinen grünen Salat ohne das dunkel-olivgrüne Dressing gar nicht mehr vorstellen. Versuchen Sie Ihre Gemüseshakes mit dem »grünen Gold«, wie Kürbiskernöl gern genannt wird, aufzupeppen.

Zutaten

100ml Gemüsesaft
200ml Wasser
50g Magerquark
50g Tomate
25g Zwiebel
3 EL = 30g Wheyprotein 90% geschmacksneutral
1 EL Kürbiskernöl
1 Prise Salz
1 EL gemischte Kräuter, tiefgekühlt

Zubereitung

1 Das Gemüse grob in Stücke schneiden

2 Alle Zutaten, mit Ausnahme des Kürbiskernöls, in einen Standmixer geben und 1-2 Minuten gut mixen.

3 Den Shake in ein großes Glas gießen, das Kürbiskernöl dazu gießen und mit einem langstieligen Löffel einrühren.

Zubehör

Standmixer
Messer
Schneidbrett
Großes Glas
Langstieliger Löffel

Dekotipp

Den fertigen Shake mit Kräutern bestreuen.

Nährwerte

Energie	Kohlenhydrate	Eiweiß	Fett	Kohlenhydratanteil
283 kcal	7,2g	35,5g	12,4g	10,2%

Vital Quark

1-2 Portionen

Bei der Quarkherstellung wird pasteurisierte Milch mit Milchsäurekulturen und dem Enzymgemisch »Lab« zum Gerinnen gebracht. Molke und Eiweiß werden getrennt und anschließend mit Rahm versetzt. Dieser Trennungsprozess entspricht dem Verdauungsvorgang von Milch im Magen und macht Quark leicht verdaulich.

Zutaten

- 200g Wasser
- 150g Magerquark
- 20g Salatgurke
- 20g Frühlingszwiebel
- 20g grüne Paprikaschote
- 1 EL Leinöl
- 2 EL = 20g Wheyprotein 90% geschmacksneutral
- Salz

Zubereitung

1 Die Gemüsezutaten in Stücke schneiden.

2 Den Magerquark, das Wasser, die Gemüsestücke und das Leinöl in einen Standmixer füllen und 1-2 Minuten gut mixen.

3 Mit Salz würzen und das Wheyprotein dazu geben.

4 Noch 1 Minute weiter mixen und danach in ein großes Glas gießen.

Zubehör

Standmixer
Messer
Schneidbrett
Großes Glas

Dekotipp

Dekorieren Sie den frisch gemixten Shake mit gehacktem Schnittlauch.

Nährwerte

Energie	Kohlenhydrate	Eiweiß	Fett	Kohlenhydratanteil
297 kcal	6,6g	38,9g	12,8g	8,9%

Würziger Tomatensaft

1-2 Portionen

Tabascosauce wird aus Chilischoten hergestellt und ist sehr scharf. Vorsicht beim Dosieren!

Zutaten

200ml Tomatensaft (Tetrapack)
150ml Wasser
1 EL Leinöl
2-3 Spritzer Tabascosauce
1 EL Basilikum, frisch gehackt
3 EL = 30g Wheyprotein 90% geschmacksneutral
Salz

Zubereitung

1 Alle Zutaten in einen Standmixer geben und 1-2 Minuten gut mixen.

2 Den frisch gemixten Shake in ein großes Glas gießen und sofort genießen.

Zubehör

Standmixer
Großes Glas

Dekotipp

Den Shake mit schwarzem Pfeffer aus der Mühle bestreuen.

Nährwerte

Energie	Kohlenhydrate	Eiweiß	Fett	Kohlenhydratanteil
268 kcal	5,6g	33,6g	12,3g	8,4%

HIGH CARB
Shakes

1. Gartentraum
2. Russian Dream
3. Apfelkren Shake
4. Ingwer-Birnen Smoothie

Gartentraum

1-2 Portionen

4-Korn Brei Babynahrung (z. B. von Alnatura) ist im Drogeriemarkt in der Babyabteilung erhältlich.

Zutaten

200ml Gemüsesaft
100ml Wasser
100g Magerquark
10g Petersilienwurzel
10g Möhren
10g Sellerie
1 EL Petersiliengrün, gehackt
30g 4-Korn Brei
2 EL = 20g Wheyprotein 90% geschmacksneutral
Salz + Pfeffer

Zubereitung

1 Das Gemüse in kleine Stücke schneiden.

2 Die restlichen Zutaten mit den Gemüsestücken in einen Standmixer füllen, den Gemüsesaft und das Wasser dazu gießen und 2 Minuten mixen.

3 Anschließend in ein großes Glas gießen.

Zubehör

Standmixer
Messer
Schneidbrett
Großes Glas

Dekotipp

Aus einer Möhre oder Zucchini einen etwa 1/2 cm breiten und 10 cm langen Gemüsestick schneiden und diesen in den Shake stecken.

Nährwerte

Energie	Kohlenhydrate	Eiweiß	Fett	Kohlenhydratanteil
335 kcal	45,1g	36,5g	1,0g	53,9%

Russian Dream

1-2 Portionen

Mit 200g Roter Beete werden etwa 50% Prozent des täglichen Folsäurebedarfs eines Erwachsenen gedeckt.

Zutaten

300ml Rote Bete Saft
20g Sauerrahm, 10% Fett
15g 4-Korn Brei
10g Radieschen
1 EL Meerrettich, frisch gerieben
3 EL = 30g Wheyprotein 90% geschmacksneutral
Pfeffer nach Geschmack

Zubereitung

1 Den Rote Bete Saft, den Sauerrahm, das Radieschen, den 4-Korn Brei und den Meerrettich in einen Standmixer geben und 1-2 Minuten gut mixen.

2 Das Wheyprotein und den Pfeffer dazu geben. Nochmals 1/2 Minute mixen und den Shake in ein großes Glas gießen.

Zubehör

Standmixer
Großes Glas

Nährwerte

Energie	Kohlenhydrate	Eiweiß	Fett	Kohlenhydratanteil
320 kcal	42,0g	32,7g	2,4g	52,5%

Apfelkren Shake

1-2 Portionen

Reich an ätherischen Ölen, schreibt man dem Meerrettich, der in Bayern und Österreich übrigens »Kren« genannt wird, eine reinigende und desinfizierende Wirkung zu. Deshalb wird er auch als »Penicillin des Gartens« bezeichnet.

Zutaten

100ml Apfelsaft

150ml Wasser

50g Magerquark

50g Sauerrahm, 10% Fett

150g Apfelmus, leicht gezuckert

20g Meerrettich, frisch gerieben

3 EL = 30g Wheyprotein 90% geschmacksneutral

Zubereitung

1 Alle Zutaten in einen Standmixer geben und 1-2 Minuten mixen.

2 Anschließend den Shake in ein großes Glas gießen.

Zubehör

Standmixer
Messer
Schneidbrett
Großes Glas

Nährwerte

Energie	Kohlenhydrate	Eiweiß	Fett	Kohlenhydratanteil
380 kcal	46,6g	36,3g	5,3g	49,1%

Ingwer-Birnen Smoothie

1-2 Portionen

Ingwer wird gerne als die »heiße Knolle gegen Kälte« bezeichnet, da sie innerlich wärmt. Sie ist ein Hausmittel gegen kalte Füße und wirkt magenstärkend. Ihr würzig frischer Geschmack harmoniert vorzüglich mit der Birne.

Zutaten

200ml Orangensaft
100ml Sojamilch
1 weiche Birne = 100g
20g Honig
4 EL = 40g Wheyprotein 90% geschmacksneutral
5g frische Ingwerwurzel

Zubereitung

1 *Die Birne in Stücke schneiden und die Ingwerwurzel mit einer Gemüsereibe reiben.*

2 *Alle Zutaten in einem Standmixer 1-2 Minuten mixen.*

3 *Anschließend den Shake in ein großes Glas gießen.*

Zubehör

Standmixer
Messer
Schneidbrett
Gemüsereibe
Großes Glas

Nährwerte

Energie	Kohlenhydrate	Eiweiß	Fett	Kohlenhydratanteil
384 kcal	49,9g	40,1g	2,5g	51,9%

SPRITZIGE MUNTERMACHER

KAPITEL 9

Sie wissen ja »Geschmack ist relativ«. Die Zutaten der Shakes in diesem Kapitel werden Ihnen vielleicht manchmal merkwürdig erscheinen. Bestimmt sind Sie noch nie auf die Idee gekommen Proteinpulver mit COLA LIGHT, RED BULL oder gar mit schwarzem Tee anzurühren. Dieses Buch soll Sie ja unter anderem auch dazu animieren »Neues« auszuprobieren. Also nur Mut, denn probieren geht über studieren! Es ist nicht auszuschließen, dass Sie in diesem Kapitel Ihren neuen Lieblingsshake finden. Zumindest kann ich Ihnen versprechen, dass die Shakes Sie richtig in Schwung bringen. Besonders vor Ihrem Training, oder wenn Sie sich tagsüber etwas müde fühlen. In all diesen Fällen kann ein »Vanille Cola« oder ein »Raspberry Bull«, der übrigens mein Favorit ist, wahre Wunder vollbringen.

LOW CARB
Shakes

1. Wake-Up Coconut
2. Vanilla Cola
3. Raspberry Bull
4. Orangenkaffee
5. Golden Wings
6. Eierpunch
7. Cola Zitrone
8. Assam Shot
9. Chocolate & Coffee

Wake-Up Coconut

1 Portion

Das Kaffee-Kokosaroma verleiht diesem Shake einen unnachahmlichen Geschmack.

Zutaten

200ml kalter Bohnenkaffee
150ml Kokosmilch light, aus der Dose
3 EL = 30g Proteinpulver 85% Kokosgeschmack

Zubereitung

1 Die Zutaten in einem Rührgerät 1-2 Minuten gut verrühren.

2 Den Shake in ein großes Glas gießen und die Eiswürfel dazu geben.

Zubehör

Rührgerät
Großes Glas
2-3 Eiswürfel

Dekotipp

Verzieren Sie den Glasrand mit Kokosflocken (s. Kapitel 4).

Nährwerte

Energie	Kohlenhydrate	Eiweiß	Fett	Kohlenhydratanteil
213 kcal	5,3g	26,3g	9,6g	10%

Vanille Cola

1 Portion

Falls Sie den Kohlenhydratanteil dieses Shakes erhöhen möchten, verwenden Sie zum Aufgießen anstelle von Cola Light, reguläre Cola (= 45g Kohlenhydrate je 100ml).

Zutaten

250ml COCA COLA Light
100ml Milch, 0,5% Fett
1/4 TL Backaroma, Vanillegeschmack
3 EL = 30g Proteinpulver 85% Vanillegeschmack

Zubereitung

1 100ml COCA COLA Light mit der Milch, dem Vanillearoma und dem Proteinpulver in einem Rührgerät etwa 1 Minute mixen.

2 Das Crushed Ice in ein Glas geben und den Shake darüber gießen.

3 Anschließend die restliche COCA COLA Light dazu gießen.

Zubehör

Rührgerät
Großes Glas
Crushed Ice
Trinkhalm

Nährwerte

Energie	Kohlenhydrate	Eiweiß	Fett	Kohlenhydratanteil
148 kcal	5,4g	29,2g	1,0g	14,6%

Raspberry Bull

1 Portion

Dieser schnell zubereitete Shake belebt und schmeckt zudem fabelhaft fruchtig.

Zutaten

150ml Milch 1,5% Fett

200ml RED BULL Sugarfree

3 EL = 30g Proteinpulver 85% Himbeer-Quark Geschmack

Zubereitung

1 Milch und RED BULL zusammen mit dem Proteinpulver in einem Rührgerät 1 Minute gut mixen.

2 Das Crushed Ice in ein großes Glas füllen, den Shake darüber gießen und mit einem Trinkhalm servieren.

Zubehör

Rührgerät
Großes Glas
Crushed Ice
Trinkhalm

Dekotipp

2-3 Himbeeren auf einen Zahnstocher stecken, am Glasrand platzieren.

Nährwerte

Energie	Kohlenhydrate	Eiweiß	Fett	Kohlenhydratanteil
180 kcal	8,0g	30,9g	2,7g	17,8%

Orangenkaffee

1 Portion

Kaffee ist nicht nur belebend, er harmoniert zudem auch hervorragend mit dem Geschmack von Orangen und Nelken.

Zutaten

100ml Orangensaft
200ml kalter Bohnenkaffee
20ml Schlagsahne, 30% Fett
1/2 TL Nelkenpulver
3 EL = 30g Wheyprotein 90% geschmacksneutral
Süßstoff flüssig, nach Geschmack

Zubereitung

1 Die flüssigen Zutaten in den Becher eines Rührgerätes gießen und 1-2 Minuten mixen. Das Proteinpulver und das Nelkenpulver löffelweise dazu geben.

2 Etwas Crushed Ice in ein Glas füllen, den Shake dazu gießen und mit einem Trinkhalm servieren.

Zubehör

Rührgerät
Großes Glas
Chrushed Ice
Trinkhalm

Dekotipp

Eine Orangenscheibe bis zur Hälfte einschneiden, mit ganzen Nelkenstiften spicken und auf den Glasrand setzen.

Nährwerte

Energie	Kohlenhydrate	Eiweiß	Fett	Kohlenhydratanteil
215 kcal	10,4g	28,5g	6,6g	19,4%

Spritzige Muntermacher

Golden Wings

1 Portion

Den Geschmack von RED BULL mag man, oder man kann ihn nicht ausstehen. Wenn Ihnen RED BULL schmeckt, dann wird dieser Shake gewiss Ihren Geschmack treffen.

Zutaten

200ml RED BULL Sugarfree
100ml Sojamilch light
1/2 TL Backaroma, Rumgeschmack
3 EL = 30g Wheyprotein 90% geschmacksneutral

Zubereitung

1 Alle Zutaten in einem Rührgerät für 1-2 Minuten gut mixen.

2 Den Shake in ein großes Glas gießen.

Zubehör

Rührgerät
Großes Glas

Nährwerte

Energie	Kohlenhydrate	Eiweiß	Fett	Kohlenhydratanteil
139 kcal	2,4g	28,2g	1,8g	6,9%

Eierpunsch

1-2 Portionen

Verwenden Sie für die Zubereitung von Shakes mit rohen Eiern ausschließlich frische Eier.

Zutaten

1 Teebeutel aromatischer Schwarztee
150ml Wasser
2 ganze Eier
50ml Orangensaft
150ml Sojamilch, light
3 EL = 30g Wheyprotein 90% geschmacksneutral
Süßstoff flüssig, nach Geschmack

Zubereitung

1 Den Teebeutel in eine Tasse geben, mit 150ml heißem Wasser aufgießen und 5-7 Minuten zugedeckt ziehen lassen. Anschließend abkühlen.

2 Den kalten Tee mit den restlichen Zutaten in einem Standmixer 1-2 Minuten vermixen.

2 Die 2 Eiswürfel in ein großes Glas füllen und den Shake darüber gießen.

Zubehör

Kochtopf
Standmixer
Großes Glas
2 Eiswürfel

Nährwerte

Energie	Kohlenhydrate	Eiweiß	Fett	Kohlenhydratanteil
348 kcal	9,0g	44,0g	15,1g	10,3%

Cola Zitrone

1 Portion

Herrlich sprudelnd und erfrischend!

Zutaten

200ml COCA COLA Light
100ml Joghurt, 1,5% Fett
50ml Zitronensaft
3 EL = 30g Proteinpulver 85%
Lemon-Quark Geschmack

Zubereitung

1 Die COCA COLA Light zusammen mit dem Joghurt, dem Zitronensaft und dem Proteinpulver in einem Rührgerät 1 Minute mixen

2 Das Crushed Ice in ein großes Glas füllen, den Shake dazu gießen und mit einem Trinkhalm ausstatten.

Zubehör

*Standmixer
Großes Glas
Crushed Ice
Trinkhalm*

Dekotipp

Die abgeriebene Schale einer Zitrone auf den Shake streuen.

Nährwerte

Energie	Kohlenhydrate	Eiweiß	Fett	Kohlenhydratanteil
161 kcal	6,2g	29,4g	2,0g	15,4%

Assam Shot

1 Portion

Kräftig, würzig und mit viel Vitamin C.

Zutaten

150ml erkalteter Assam Tee (schwarzer Tee),
50ml Grapefruitsaft
50ml RED BULL Sugarfree
100ml Milch, 1,5% Fett
3EL = 30g Wheyprotein 90% geschmacksneutral
1 Msp. Koriandergewürzpulver, gemahlen
Süßstoff flüssig, nach Geschmack

Zubereitung

1 Alle Zutaten in einem Rührgerät für 1-2 Minuten gut mixen.

2 Das Glas mit etwas Crushed Ice befüllen, den Shake darüber gießen und einen Trinkhalm dazu stecken.

Zubehör

Rührgerät
Großes Glas
Zitruspresse
Crushed Ice
Trinkhalm

Dekotipp

Den fertigen Drink mit etwas Korianderpulver bestreuen.

Nährwerte

Energie	Kohlenhydrate	Eiweiß	Fett	Kohlenhydratanteil
174 kcal	8,8g	31,0g	1,6g	20,2%

Chocolate & Coffee

1 Portion

In manchen Kaffeehäusern bekommt man zur Tasse Kaffee ein Stückchen Schokolade gereicht. Dieses soll man in seinen heißen Kaffe geben und mit einem Löffel verrühren. Das Aroma, das die langsam zerschmelzende Schokolade dem Kaffee gibt, hat mich zu diesem Shake animiert.

Zutaten

250ml heißer Bohnenkaffee
100ml Milch, 0,5% Fett
3 EL = 30g Wheyprotein 90% Schokogeschmack

Zubereitung

1 Die gesamten Zutaten in einem Rührgerät etwa 2 Minuten gut mixen.

2 Den Shake in ein großes Glas gießen.

Zubehör

Rührgerät
Großes Glas

Dekotipp

Den warmen Drink mit Magerkakaopulver bestreuen.

Nährwerte

Energie	Kohlenhydrate	Eiweiß	Fett	Kohlenhydratanteil
151 kcal	6,0g	28,6g	1,4g	15,9%

HIGH CARB
Shakes

1. Berry Booster
2. Cherry Coffee
3. Eisgekühlter Vanille-Mocca
4. Kaffee-Minze Shake
5. Power Quicky
6. Chestnut Coffee
7. Starter
8. Warmer Mocca-Flip

Berry Booster

1-2 Portionen

Ein fruchtig kühler Muntermacher!

Zutaten

150ml RED BULL Sugarfree
100ml Birnensaft
150g Joghurt, 1,5% Fett
20g Heidelbeeren, tiefgekühlt
20g Erdbeeren, tiefgekühlt
20g Himbeeren, tiefgekühlt
30g Honig
3 EL = 30g Wheyprotein 90% geschmacksneutral

Zubereitung

1 Ein Glas zum aneisen (frosten) für 10-15 Minuten in einen Tiefkühlschrank stellen.

2 Birnensaft, RED BULL, Honig und die Beeren in einem Standmixer für 1-2 Minuten gut mixen.

3 Das Wheyprotein dazu geben, noch 1/2 Minute mixen. Anschließend den Shake in das gefrostete Glas gießen.

Zubehör

Standmixer
Großes Glas

Nährwerte

Energie	Kohlenhydrate	Eiweiß	Fett	Kohlenhydratanteil
343 kcal	46,9g	33,1g	2,6g	54,7%

Cherry Coffee

1-2 Portionen

Honig ist nicht nur ein natürliches Süßungsmittel, der Kohlenhydratanteil eines Drinks lässt sich damit wunderbar erhöhen.

Zutaten

200ml kalter Bohnenkaffee
150ml Milch, 1,5% Fett
100g Kirschen aus dem Glas
30g Honig
3 EL = 30g Wheyprotein 90% geschmacksneutral

Zubereitung

1 Die Kirschen mit dem Bohnenkaffee und der Milch in einem Standmixer für 1-2 Minuten mixen.

2 Das Wheyprotein dazu geben und nochmals 1 Minute mixen.

3 Den Shake in ein großes Glas gießen und die Eiswürfel dazu geben.

Zubehör

Standmixer
Großes Glas
2-3 Eiswürfel

Dekotipp

Verzieren Sie den Glasrand mit Magerkakaopulver (s. Kapitel 4).

Nährwerte

Energie	Kohlenhydrate	Eiweiß	Fett	Kohlenhydratanteil
367 kcal	52,2g	31,7g	3,4g	56,9%

Eisgekühlter Vanille-Mocca

1-2 Portionen

Anstelle von kaltem Bohnenkaffee können Sie auch lösliches Kaffeepulver verwenden.

Zutaten

250ml kalter, starker Bohnenkaffee
150ml Milch, 1,5% Fett
50g Honig
3 EL = 30g Wheyprotein 90% Vanillegeschmack

Zubereitung

1 Den Bohnenkaffee, die Milch, den Honig und das Wheyprotein in einem Standmixer etwa 1 Minute mixen.

2 Die Eiswürfel in ein großes Glas füllen und den Shake darüber gießen.

Zubehör

Rührgerät
Großes Glas
6-7 Eiswürfel

Nährwerte

Energie	Kohlenhydrate	Eiweiß	Fett	Kohlenhydratanteil
371 kcal	51,2g	32,8g	3,9g	55,2%

Kaffee-Minze Shake

1-2 Portionen

Wer nicht die Möglichkeit hat, Minze selber anzusetzen, der findet diese auch im Lebensmittelhandel in der Kräuterecke. Am Besten auf Vorrat kaufen und einfrieren, da sie meist nur im Sommer erhältlich ist!

Zutaten

150ml kalter, starker Bohnenkaffee
200ml Wasser
6 frische Minzeblätter
60g Honig
3 EL = 30g Wheyprotein-Isolat 90%, geschmacksneutral

Zubereitung

1 *Das Wasser zusammen mit den Minzeblättern in einem Kochtopf erhitzen und danach 10 Minuten zugedeckt ziehen lassen. Die Blätter aus dem Wasser nehmen und das Wasser abkühlen lassen.*

2 *Das abgekühlte Wasser zusammen mit dem Kaffee, dem Honig und dem Wheyprotein in einem Rührgerät cremig mixen.*

3 *Anschließend den Shake in ein großes Glas gießen und 2 Eiswürfel dazu geben.*

Zubehör

Kochtopf mit Deckel
Rührgerät
Großes Glas
2 Eiswürfel

Dekotipp

Einen Glasdekorrand aus Magerkakao bereiten und ein Minzeblatt ins Glas geben.

Nährwerte

Energie	Kohlenhydrate	Eiweiß	Fett	Kohlenhydratanteil
309 kcal	48,9g	27,2g	0,4g	63,3%

Power Quicky

1-2 Portionen

Die sportliche und geistige Leistungsfähigkeit soll durch RED BULL positiv beeinflusst werden.

Zutaten

50ml Möhrensaft
100ml Orangensaft
100ml Sojamilch, light
150ml RED BULL Sugarfree
50g Haferflocken
3 EL = 30g Wheyprotein 90% geschmacksneutral

Zubereitung

1 Die flüssigen Zutaten und die Haferflocken in einem Standmixer etwa 1 Minute gut mixen.

2 Anschließend das Wheyprotein dazu geben und nochmals 1 Minute mixen. Den Shake in ein großes Glas gießen.

Zubehör

Standmixer
Großes Glas

Dekotipp

Die gewaschene Schale einer unbehandelten Orange in einem Stück ringlig abschneiden und auf den Glasrand setzen.

Nährwerte

Energie	Kohlenhydrate	Eiweiß	Fett	Kohlenhydratanteil
368 kcal	42,8g	35,9g	5,9g	46,5%

Chestnut Coffee

1-2 Portionen

Die Edelkastanie (Marone) ist ein wertvoller, fettarmer Kohlenhydratlieferant und eignet sich deshalb vorzüglich für Gerichte und Shakes der Metabolen Diät.

Zutaten

150ml Milch, 0,5% Fett
150ml kalter Bohnenkaffee
100g Maronenmark aus der Dose
3 EL = 30g Wheyprotein 90% geschmacksneutral
Süßstoff flüssig, nach Geschmack

Zubereitung

1 Die flüssigen Zutaten in einem Rührgerät für 1-2 Minuten rühren. Das Maronenmark löffelweise dazu geben.

2 Anschließend den Shake in ein großes Glas gießen.

Zubehör

Rührgerät
Großes Glas

Nährwerte

Energie	Kohlenhydrate	Eiweiß	Fett	Kohlenhydratanteil
365 kcal	48,7g	35,5g	2,7g	54%

Starter

1-2 Portionen

Sanddornsaft hat zehnmal mehr Vitamin C als die Zitrone und bei dem Gehalt an Beta-Carotin können selbst Karotten nicht mithalten. Das macht ihn zu einem regelrechten Kraftpaket für unser Immunsystem.

Zutaten

150ml Kefir
150ml Wasser
50ml Sanddornsaft (Reformhaus)
1 Banane = 100g
20g Honig
3 EL = 30g Wheyprotein 90% geschmacksneutral

Zubereitung

1 Banane, Sanddornsaft, Wasser und Kefir in einem Standmixer 1-2 Minuten mixen.

2 Das Wheyprotein dazu geben und nochmals 1 Minute mixen.

3 Ein großes Glas mit den Eiswürfeln befüllen und den Shake darüber gießen.

Zubehör

Standmixer
Großes Glas
2-3 Eiswürfel

Nährwerte

Energie	Kohlenhydrate	Eiweiß	Fett	Kohlenhydratanteil
384 kcal	45,1g	33,1g	7,9g	47%

Warmer Mocca-Flip

1-2 Portionen

Je länger Sie diesen Shake mixen, desto cremiger wird er.

Zutaten

200ml heißer Bohnenkaffee
100ml Milch, 0,5% Fett
1 Ei, roh
50g Honig
3 EL = 30g Wheyprotein 90% geschmacksneutral

Zubereitung

1 Den Bohnenkaffee, die Milch und das Ei in den Becher eines Rührgerätes geben und etwa 1 Minute gut mixen.

2 Das Wheyprotein löffelweise dazu geben und nochmals 1 Minute mixen.

3 Den fertigen Shake anschließend in ein großes Glas gießen und warm genießen.

Zubehör

Rührgerät
Großes Glas

Dekotipp

Etwas Magerkakaopulver auf den fertigen Drink streuen.

Nährwerte

Energie	Kohlenhydrate	Eiweiß	Fett	Kohlenhydratanteil
400 kcal	46,0g	37,9g	7,1g	46%

DIÄTPLÄNE UND EINKAUFSLISTEN

KAPITEL 10

Diätplan 1000 Kalorien

Kalorienzufuhr: 1000 kcal

Kalorienaufteilung: Calorie-Cycling

Nährstoffverteilung:
Trainingstage: 60% Eiweiß
                         30% Kohlenhydrate
                         10% Fett

Trainingsfreie Tage: 60% Eiweiß
                         10% Kohlenhydrate
                       30% Fett

Zielvorgabe

Tag	Kalorienzufuhr*	KH*	EW*	Fett*
1	1200 kcal/TR	90g	180g	13g
2	800 kcal	20g	120g	27g
3	1200 kcal/TR	90g	180g	13g
4	1000 kcal	25g	150g	33g
5	1000 kcal/TR	75g	150g	11g
6	800 kcal	20g	120g	27g
7	1000 kcal	25g	150g	33g
Gesamt 7000 kcal		345g	1050g	157g

KH = Kohlenhydrate / EW = Eiweiß / TR = Training
*Werte zum Teil gerundet!

Einkaufsliste 1000 Kalorien

Milchprodukte / Eier
500ml Milch, 0,5% Fett
550ml Milch, 1,5% Fett
700g Magerquark
300g Joghurt, 1,5% Fett
100ml Sojamilch, light
90ml Schlagsahne, 30% Fett
5 Eier

Obst / Gemüse / Salat
1 Apfel
1 Birne
1 frische Feige
1 Ananasscheibe (Dose)
2 Bananen
50g süße Kirschen
50g Holunderbeeren
100g Himbeeren
150g Broccoli
200g Spinat
3 Beutel Blattsalatmischung

Fleisch / Fisch / Geflügel
550g Zanderfilet
3 Dosen Thunfisch (natural) 450g
350g Rinderfilet
350g Putensteak
200g Hühnerbrustfilet

Getreideprodukte
60g Haferflocken
2 Scheiben Mehrkornbrot (50g)

Tiefkühlware
100g gemischte Beeren

Säfte / Getränke
150ml Birnensaft
300ml Orangensaft
300ml Grapefruitsaft
400ml Red Bull, sugarfree

Eiweißkonzentrate
Proteinpulver 85%
30g Cappuccinogeschmack
30g Nussgeschmack
30g Erdbeergeschmack
30g Himbeer-Quark Geschmack
60g Schokogeschmack
60g Cocosgeschmack

Wheyprotein-Isolat 90%
30g Vanillegeschmack
30g Erdbeergeschmack
80g Schokogeschmack
140g geschmacksneutral

Öle / Gewürze / Sonstiges
Kaffee
60g Honig
Süßstoff, flüssig
15g Walnüsse, gehackt
5ml Mineral-Plex Maracujageschmack
Weißer Pfeffer
Nelkenpulver
Basilikum
150ml Kokosmilch, light aus der Dose
Je 1 Päckchen Backaroma Vanille/Rum
Je 1 kleine Flasche Leinöl, Olivenöl, Walnussöl, Balsamico

Tag 1

Mahlzeit	Energie*	Kohlenhydrate*	Eiweiß*	Fett*
1. Frühstück 60g Haferflocken 50g Wheyprotein-Isolat 90% Schokogeschmack 400ml Wasser	410 kcal	37,2g	54,7g	4,7g
2. Mittagessen 300g Zanderfilet Blattsalat angemacht mit Balsamico	249 kcal	----	57,6g	2,1g
3. Pre-Workout Mahlzeit Birne-Holunderbeeren Quick (1 x Shake S. 83) und 1 Banane (100g)	267 kcal	31,5g	31,1g	1,9g
4. Post-Workout Mahlzeit Vanille-Cassis Shake (1 x Shake S. 118) und 1 Apfel (150g)	244 kcal	26,0g	29,7g	2,3g
Gesamt	**1170 kcal**	**94,7g**	**173,1g**	**11,0g**

Tag 2

Mahlzeit	Energie*	Kohlenhydrate*	Eiweiß*	Fett*
1. Frühstück Schoko-Kokos Flip mit Kirschen (1 x Shake S. 63)	211 kcal	10,5g	26,9g	6,8g
2. Mittagessen 200g Rinderfilet 150g Broccoli	279 kcal	3,7g	47,4g	8,3g
3. Snack Kokosmilch Shake (1 x Shake S. 59)	234 kcal	9,8g	26,2g	10,0g
4. Abendessen 100g Hühnerbrustfilet Blattsalat angemacht mit Balsamico	105 kcal	----	24,1g	1,0g
Gesamt	**829 kcal**	**24,0g**	**124,6g**	**26,1g**

Tag 3

Mahlzeit	Energie*	Kohlenhydrate*	Eiweiß*	Fett*
1. Frühstück Vitamin Express (1 x Shake S. 101)	452 kcal	47,1g	42,4g	10,4g
2. Mittagessen 150g Putensteak Blattsalat angemacht mit Balsamico	158 kcal	----	36,2g	1,5g
3. Pre-Workout Mahlzeit Sweet-Lola (1 x Shake S. 117)	174 kcal	10,1g	28,6g	2,1g
4. Post-Workout Mahlzeit Birnen-Schokotraum (1 x Shake S. 70)	281 kcal	33,5g	34,5g	1,1g
5. Abendessen 1 Dose Thunfisch natural (150g) Blattsalat angemacht mit Balsamico	174 kcal	----	32,2g	5,0g
Gesamt	**1239 kcal**	**90,7g**	**173,9g**	**20,1g**

Tag 4

Mahlzeit	Energie*	Kohlenhydrate*	Eiweiß*	Fett*
1. Frühstück 2 Scheiben Mehrkornbrot (50g) Omelette aus 1 Ei und 3 Eiklar	252 kcal	24,5g	22,3g	7,3g
2. Mittagessen 250g Zanderfilet Blattsalat angemacht mit 2 EL Olivenöl + Balsamico	387 kcal	----	48,0g	21,7g
3. Zwischenmahlzeit Golden Wings (1 x Shake S. 155)	139 kcal	2,4g	28,2g	1,8g
4. Abendessen Sweet & Zesty (1 x Shake S. 140)	186 kcal	4,1g	39,3g	1,2g
Gesamt	**964 kcal**	**31,0g**	**137,8g**	**32,0g**

Tag 5

Mahlzeit	Energie*	Kohlenhydrate*	Eiweiß*	Fett*
1. Frühstück Grapefruit-Vanilledrink (1 x Shake S. 98)	340 kcal	51,0g	31,1g	1,3g
2. Mittagessen 1 Dose Thunfisch natural (150g) Blattsalat angemacht mit Balsamico	174 kcal	----	32,2g	5,0g
3. Pre-Workout Mahlzeit Chocolate & Coffee (1 x Shake S. 159)	151 kcal	6,0g	28,6g	1,4g
4. Post-Workout Mahlzeit Gefrosteter Walnuss-Honig Creamy (1/2 Shake S. 73)	242 kcal	21,2g	27,1g	5,5g
5. Abendessen 100g Hühnerbrustfilet Blattsalat angemacht mit Balsamico	105 kcal	----	24,1g	1,0g
Gesamt	**1012 kcal**	**78,2g**	**143,1g**	**14,2g**

Tag 6

Mahlzeit	Energie*	Kohlenhydrate*	Eiweiß*	Fett*
1. Frühstück Orangenkaffee (1 x Shake S. 154)	215 kcal	10,4g	28,5g	6,6g
2. Mittagessen 200g Putensteak gemischter Blattsalat angemacht mit Balsamico	210 kcal	----	48,2g	2,0g
3. Zwischenmahlzeit Feigen-Nuss Smoothie (1/2 Shake S. 56)	174 kcal	4,9g	13,5g	11,2g
4. Abendessen 1 Dose Thunfisch natural (150g) Blattsalatmischung angemacht mit Balsamico	174 kcal	----	32,2g	5,0g
Gesamt	773 kcal	15,3g	122,4g	24,8g

Tag 7

Mahlzeit	Energie*	Kohlenhydrate*	Eiweiß*	Fett*
1. Frühstück Raspberry Bull (1 x Shake S. 153)	180 kcal	8,0g	30,9g	2,7g
2. Mittagessen 150g Rinderfilet 200g Spinat	209 kcal	1,0g	36,4g	6,6g
3. Zwischenmahlzeit 300g Magerquark 1 EL Leinöl 100g Himbeeren	327 kcal	14,4g	41,8g	11,3g
4. Abendessen Mixed Fruit Shake (1 x Shake S. 60)	291 kcal	10,6g	30,5g	14,1g
Gesamt	**1007 kcal**	**34,0g**	**139,6g**	**34,7g**

Diätplan 2000 Kalorien

Kalorienzufuhr: 2000 kcal

Kalorienaufteilung: Calorie-Cycling

Nährstoffverteilung:
Trainingstage: 60% Eiweiß
30% Kohlenhydrate
10% Fett

Trainingsfreie Tage: 60% Eiweiß
10% Kohlenhydrate
30% Fett

Zielvorgabe

Tag	Kalorienzufuhr*	KH*	EW*	Fett*
1	2000 kcal/TR	150g	300g	22g
2	2200 kcal	55g	330g	73g
3	2000 kcal/TR	150g	300g	22g
4	1500 kcal	38g	225g	50g
5	2500 kcal/TR	188g	375g	28g
6	1800 kcal	45g	270g	60g
7	2000 kcal	50g	300g	67g
Gesamt 14000 kcal		721g	2100g	322g

KH = Kohlenhydrate / EW = Eiweiß / TR = Training
*Werte zum Teil gerundet!

Einkaufsliste 2000 Kalorien

Milchprodukte / Eier
400ml Milch, 1,5% Fett
1700ml Milch, 0,5% Fett
300g Joghurt, 1,5% Fett
300g Cottage Cheese light
750g Magerquark
40g Creme Fraiche, 40% Fett
20ml Schlagsahne
20 Eier

Obst / Gemüse / Salat
1 Apfel
2 Bananen
2 Orangen
8 Datteln, getrocknet
1 Rucola Salat
1 Tomate
Kräuter
600g Spargel
400g Spinat
400g Broccoli
1 kleine Salatgurke
1 Frühlingszwiebel
Je 1 Paprikaschote grün, gelb, rot
8-10 Minzeblätter
4 Beutel Blattsalat

Fleisch/Fisch/Geflügel
350g Rinderfilet
1200g Rindersteak
200g Lachsfilet
750g Zanderfilet
3 Dosen Thunfisch (natural) 450g
350g Putensteak
350g Putenbrustfilet
1050g Hühnerbrustfilet

Getreideprodukte
130g Weetabix
100g Haferflocken

Tiefkühlware
20g Heidelbeeren
20g Himbeeren
100g Blaubeeren
120g Erdbeeren

Säfte / Getränke
100ml Birnensaft
150ml Red Bull, sugarfree
250ml Ananassaft
425ml Orangensaft

Eiweißkonzentrate
Proteinpulver 85%
30g Cocosgeschmack
30g Cappuccinogeschmack
60g Schokogeschmack
125g Vanillegeschmack

Wheyprotein-Isolat 90%
140g Schokogeschmack
440g geschmacksneutral

Öle / Gewürze / Sonstiges
Kaffee
Zimt
Salz & Pfeffer
60g Honig
Süßstoff, flüssig
300ml Ahornsirup
Nelkenpulver
200g Maronenmark
50g Walnüsse gehackt
Meerrettich aus d. Glas
Je 1 Päckchen Backaroma Vanille/Rum/Mandel
Je 1 kleine Flasche Leinöl, Olivenöl, Balsamico

Tag 1

Mahlzeit	Energie*	Kohlenhydrate*	Eiweiß*	Fett*
1. Frühstück Fresh Chocolate Dream (2 x Shake S. 58) und 1 Banane (100g)	464 kcal	39,2g	62,9g	6,0g
2. Mittagessen 300g Rindersteak 200g Broccoli 100g Cottage Cheese light	438 kcal	5,3g	84,1g	9,0g
3. Pre-Workout Mahlzeit Berry Booster (1 x Shake S. 161)	343 kcal	46,9g	33,1g	2,6g
4. Post-Workout Mahlzeit Vanillemilch mit Mandel-Ahornaroma (1 x Shake S. 127) und 1 Apfel (150g)	420 kcal	56,7g	39,9g	3,4g
5. Abendessen 400g Zanderfilet gemischter Blattsalat angemacht mit Balsamico	332 kcal	----	76,8g	2,8g
Gesamt	**1997 kcal**	**148,1g**	**296,8g**	**23,8g**

Tag 2

Mahlzeit	Energie*	Kohlenhydrate*	Eiweiß*	Fett*
1. Frühstück Easy Breakfast Drink (1 x Shake S. 71) Omelette aus 1 Ei und 6 Eiklar	544 kcal	51,0g	65,1g	8,8g
2. Zwischenmahlzeit 60g Wheyprotein-Isolat 90% Schokogeschmack 400ml Wasser 2 EL Olivenöl	386 kcal	0,5g	50,4g	20,3g
3. Mittagessen 350g Hühnerbrustfilet 200g Spargel	409 kcal	2,3g	84,5g	6,9g
4. Zwischenmahlzeit Rucola Kir (1 x Shake S. 139) und 10g Wheyprotein-Isolat 90% geschmacksneutral	285 kcal	6,3g	50,5g	6,4g
5. Abendessen 300g Rindersteak Blattsalat gemischt angemacht mit Balsamico 100g Cottage Cheese light 1 EL Olivenöl	564 kcal	3,4g	77,2g	26,8g
Gesamt	**2188 kcal**	**63,5g**	**327,7g**	**69,2g**

Tag 3

Mahlzeit	Energie*	Kohlenhydrate*	Eiweiß*	Fett*
1. Frühstück Brei aus 50g Haferflocken 1/2 Banane (50g) 50g Wheyprotein-Isolat 90% Schokogeschmack ca. 500ml Wasser	422 kcal	42,1g	54,3g	4,1g
2. Mittagessen 300g Rindersteak 200g Spinat 20g Proteinpulver 85% Vanillegeschmack 300ml Wasser	408 kcal	1,7g	85,3g	6,6g
3. Pre-Workout Mahlzeit Chestnut Coffee (1 x Shake S. 166)	361 kcal	48,7g	35,5g	2,7g
4. Post-Workout Mahlzeit Erdbeer-Ananas Quicky (1 x Shake S. 104)	380 kcal	43,1g	43,3g	2,9g
5. Abendessen 350g Putensteak 200g Spargel	409 kcal	2,3g	84,5g	6,9g
Gesamt	**1980 kcal**	**137,9g**	**302,9g**	**23,2g**

Tag 4

Mahlzeit	Energie*	Kohlenhydrate*	Eiweiß*	Fett*
1. Frühstück Easy Breakfast Drink (1/2 Shake S. 71) Rührei aus 5 Eiklar und Kräutern	257 kcal	25,4g	36,2g	1,3g
2. Zwischenmahlzeit Vital Quark (1 x Shake S. 142)	297 kcal	6,6g	38,9g	12,8g
3. Mittagessen 350g Putenbrustfilet 200g Spargel	409 kcal	2,5g	84,6g	6,9g
4. Zwischenmahlzeit Chocolate & Coffee (1 x Shake S. 159)	151 kcal	6,0g	28,2g	1,4g
5. Abendessen 200g Lachsfilet gemischter Blattsalat angemacht mit Balsamico	404 kcal	----	38,0g	27,2g
Gesamt	1518 kcal	40,5g	226,3g	49,6g

Tag 5

Mahlzeit	Energie*	Kohlenhydrate*	Eiweiß*	Fett*
1. Frühstück Warmer Weizen-Zimt Frühstücksshake (2 x Shake S. 128)	748 kcal	100,6g	77,6g	3,8g
2. Zwischenmahlzeit 50g Proteinpulver 85% Vanillegeschmack 400ml Wasser	182 kcal	1,0g	43,0g	0,6g
3. Mittagessen 400g Hühnerbruststreifen Blattsalat gemischt angemacht mit Balsamico	420 kcal	----	96,4g	4,0g
4. Pre-Workout Mahlzeit Mandel-Kokos Creamy (1 x Shake S. 125)	384 kcal	52,6g	35,4g	3,5g
5. Post-Workout Mahlzeit Gefrosteter Walnuss-Honig Creamy (1 x Shake S. 73)	484 kcal	42,3g	54,1g	10,9g
6. Abendessen 2 Dosen Thunfisch natural (300g) Blattsalat gemischt angemacht mit Balsamico	281 kcal	2,6g	65,0g	1,2g
Gesamt	2499 kcal	199,1g	371,5g	24,0g

Tag 6

Mahlzeit	Energie*	Kohlenhydrate*	Eiweiß*	Fett*
1. Frühstück Warmer Weizen-Zimt Frühstücksshake (1/2 x Shake S. 128) Omelette aus 2 Eiern und 6 Eiklar	550 kcal	26,3g	63,8g	21,3g
2. Zwischenmahlzeit Frozen Blueberry Shake (1 x Shake S. 86)	260 kcal	8,3g	41,8g	6,6g
3. Mittagessen 300g Rindersteak 200g Broccoli 100g Cottage Cheese light 1 EL Olivenöl	527 kcal	5,3g	84,1g	18,9g
4. Zwischenmahlzeit Orangenkaffee (1 x Shake S. 154) und 10g Wheyprotein-Isolat 90% geschmacksneutral	251 kcal	10,5g	37,5g	6,6g
5. Abendessen 1 Dose Thunfisch natural (150g) Blattsalat angemacht mit 1 TL Olivenöl + Balsamico	227 kcal	----	32,2g	10,9g
Gesamt	1815 kcal	50,4g	259,4g	64,3g

Tag 7

Mahlzeit	Energie*	Kohlenhydrate*	Eiweiß*	Fett*
1. Frühstück Brei aus 50g Haferflocken 50g Wheyprotein-Isolat 90% Schokogeschmack 1/2 Banane (50g) und ca. 500ml Wasser	423 kcal	42,1g	54,3g	4,1g
2. Zwischenmahlzeit Mixed Pepper (1 x Shake S. 137)	296 kcal	6,9g	39,0g	12,4g
3. Mittagessen 350g Zanderfilet 200g gedünsteter Blattspinat	304 kcal	3,2g	67,2g	2,5g
4. Zwischenmahlzeit Vanillekaffee mit Schuss (1 x Shake S. 119)	352 kcal	8,6g	42,6g	16,4g
5. Abendessen gemischter Blattsalat mit 350g Rinderfiletstreifen und 40g Creme Fraiche, 40% Fett	574 kcal	1,0g	75,0g	30,0g
6. Snack 25g Proteinpulver 85% Vanillegeschmack 300ml Wasser	91 kcal	0,5g	21,5g	0,3g
Gesamt	**2040 kcal**	62,3g	299,6g	65,7g

Diätplan 3000 Kalorien

Kalorienzufuhr: 3000 kcal

Kalorienaufteilung: Konstant 3000 kcal/Tag

Nährstoffverteilung: Trainingstage: 60% Eiweiß
30% Kohlenhydrate
10% Fett

Trainingsfreie Tage: 60% Eiweiß
10% Kohlenhydrate
30% Fett

Zielvorgabe

Tag	Kalorienzufuhr*	Kohlenhydrate*	Eiweiß*	Fett*
1	3000 kcal / Training	225g	450g	33g
2	3000 kcal / Training	225g	450g	33g
3	3000 kcal	75g	450g	100g
4	3000 kcal / Training	225g	450g	33g
5	3000 kcal / Training	225g	450g	33g
6	3000 kcal	75g	450g	100g
7	3000 kcal	75g	450g	100g
Gesamt	**21000 kcal**	**1125g**	**3150g**	**432g**

*Werte zum Teil gerundet!

Einkaufsliste 3000 Kalorien

Milchprodukte / Eier
250ml Milch, 1,5% Fett
800ml Milch, 0,5% Fett
1100g Cottage Cheese light
700g Joghurt, 1,5% Fett
2500g Magerquark
150g Kefir
100g Sauerrahm
500ml Sojamilch light
24 Eier

Obst / Gemüse / Salat
1 Mango
1 Orange
1 Pfirsich
1 Zitrone
2 große Bananen
200g Wassermelone
50g Heidelbeeren
50g Cranberries
100g Himbeeren
100g Erdbeeren
50g Ananas ungezuckert
    aus der Dose
250g blaue Weintrauben
    kernlos
400g Spargel
600g Spinat
800g Broccoli
1 Zwiebel
1 Rucola Salat
7 Tomaten
4-5 Minzeblätter
Basilikum
Schnittlauch
1 Kästchen Kresse
3 Beutel Blattsalatmischung

Fleisch / Fisch / Geflügel
350g Rinderfilet
1250g Rindersteak
300g Lachsfilet
400g Kabeljaufilet

700g Zanderfilet
2 Dosen Thunfisch
(natural) 300g
350g Hühnerbrustfilet
400g Putensteak
800g Putenbrustfilet

Getreideprodukte
100g Roggenbrot
150g Vollkornbrot
20g Weetabix
100g 4-Kornbrei
100g Naturreis
290g Haferflocken

Tiefkühlware
gemischte Kräuter
100g Erdbeeren

Säfte / Getränke
150ml prickelndes
Mineralwasser
150ml Möhrensaft
200ml Gemüsesaft
200ml Cranberry Saft
250ml Ananassaft
450ml Red Bull, sugarfree
500ml Coca Cola Light
700ml Orangensaft

Eiweißkonzentrate
Proteinpulver 85%
200g Schokogeschmack
160g Vanillegeschmack

Wheyprotein-Isolat 90%
80g Schokogeschmack
130g Erdbeergeschmack
180g Vanillegeschmack
600g geschmacksneutral

Öle / Gewürze / Sonstiges
Kaffee
85g Honig
Süßstoff, flüssig
340g Apfelmus
Zimt
Salz
weißer Pfeffer
Knoblauch
Kräutersalz
Currygewürzpulver
200ml Kokosmilch light
Meerrettich aus dem Glas
1 kleine Flasche Ahornsirup
1 kleine Flasche Balsamico
Je 1 Päckchen Backaroma
Zitrone / Vanille / Rum /
Mandel
Je 1 kleine Flasche
Olivenöl, Leinöl, Rapsöl,
Kürbiskernöl

Tag 1

Mahlzeit	Energie*	Kohlenhydrate*	Eiweiß*	Fett*
1. Frühstück 4 Scheiben Vollkornbrot (150g) 200g Cottage Cheese light Yellow Sojadrink (1 x Shake S. 66)	734 kcal	80,9g	64,7g	16,7g
2. Mittagessen 400g Putenbrustfilet 200g Broccoli 30g Wheyprotein-Isolat 90% Vanillegeschmack 200ml Wasser	590 kcal	6,2g	130,8g	4,7g
3. Pre-Workout Mahlzeit Power Quicky (2 x Shake S. 165)	736 kcal	85,6g	71,8g	11,8g
4. Post-Workout Mahlzeit Melonen Melody (2 x Shake S. 89)	424 kcal	29,4g	65,4g	5,0g
5. Abendessen 2 Dosen Thunfisch natural (300g) Blattsalat und 1 Tomate angemacht mit Balsamico Sweet & Zesty (1 x Shake S. 140)	467 kcal	6,7g	104,3g	2,4g
Gesamt	2951 kcal	208,8g	437,0g	40,6g

Tag 2

Mahlzeit	Energie*	Kohlenhydrate*	Eiweiß*	Fett*
1. Frühstück Apfel-Quark Smoothie (2 x Shake S. 79)	686 kcal	101,6g	60,0g	4,4g
2. Mittagessen 350g Rindersteak 200g Spargel 30g Proteinpulver 85% Schokogeschmack 300ml Wasser	501 kcal	2,3g	104,6g	8,1g
3. Pre-Workout Mahlzeit Citrus Softy (2 x Shake S. 122)	720 kcal	83,8g	93,2g	1,4g
4. Post-Workout Mahlzeit Vanille Cola (2 x Shake S. 152) und 1 große Banane (150g)	437 kcal	42,9g	60,1g	2,2g
5. Abendessen 300g Zanderfilet 1 Tomate + Blattsalat angemacht mit Balsamico 300g Cottage Cheese light	515 kcal	11,9g	96,7g	8,9g
6. Snack Fresh Chocolate Dream (1 x Shake S. 58)	185 kcal	8,9g	30,9g	2,9g
Gesamt	**3044 kcal**	**251,4g**	**445,5g**	**27,9g**

Tag 3

Mahlzeit	Energie*	Kohlenhydrate*	Eiweiß*	Fett*
1. Frühstück 2 Scheiben Roggenbrot (100g) 200g Magerquark Omelette aus 1 Ei und 8 Eiklar	567 kcal	52,3g	70,7g	9,0g
2. Zwischenmahlzeit Diversity Strawberry Creamer (1 x Shake S. 110) und 20g Wheyprotein-Isolat 90% Erdbeergeschmack	268 kcal	5,3g	55,0g	3,1g
3. Mittagessen 300g Rindersteak 200g Broccoli 200g Cottage Cheese light 1 EL Olivenöl	608 kcal	5,3g	97,7g	21,8g
4. Zwischenmahlzeit Veggy Shake (2 x Shake S. 141)	566 kcal	14,4g	71,0g	24,8g
5. Abendessen 400g Zanderfilet gemischter Blattsalat angemacht mit Balsamico und 2 EL Olivenöl	512 kcal	----	76,9g	22,6g
6. Snack 80g Proteinpulver 85% Schokogeschmack 600ml Wasser, 2 EL Olivenöl	471 kcal	4,0g	67,0g	20,7g
Gesamt	**2992 kcal**	**81,3g**	**438,3g**	**102,0g**

Tag 4

Mahlzeit	Energie*	Kohlenhydrate*	Eiweiß*	Fett*
1. Frühstück 100g Haferflocken 50g Wheyprotein-Isolat 90% Schokogeschmack 400ml Wasser Omelette aus 6 Eiklar	639 kcal	58,9g	82,5g	8,1g
2. Mittagessen Rucola Kir (2 x Shake S. 139)	498 kcal	12,4g	83,0g	12,8g
3. Pre-Workout Mahlzeit 350g Hühnerbrustfilet 200g Broccoli 100g Naturreis	767 kcal	79,1g	98,9g	6,1g
4. Post-Workout Mahlzeit Traubenschorle (1 x Shake S. 100)	341 kcal	44,5g	34,2g	2,9g
5. Abendessen 300g Rindersteak 200g Spinat 200g Magerquark 100g Erdbeeren	511 kcal	13,2g	96,3g	7,3g
6. Snack Diversity Strawberry Creamer (1 x Shake S. 110)	199 kcal	5,2g	37,8g	3,0g
Gesamt	2955 kcal	213,3g	432,8g	40,2g

Tag 5

Mahlzeit	Energie*	Kohlenhydrate*	Eiweiß*	Fett*
1. Frühstück 100g 4-Kornbrei (Babynahrung) 60g Wheyprotein-Isolat 90% Vanillegeschmack Chocolate & Coffee (1 x Shake S. 159)	640 kcal	63,2g	86,4g	4,7g
2. Zwischenmahlzeit Cranberry Crush (1 x Shake S. 103)	325 kcal	42,6g	32,6g	2,6g
3. Mittagessen 400g Putensteak 200g Spinat + 1 Tomate 30g Proteinpulver 85% Schokogeschmack, 400ml Wasser	578 kcal	4,2g	127,8g	5,4g
4. Pre-Workout Mahlzeit Power Quicky (1 x Shake S. 165) und 1 Banane (100g)	468 kcal	64,2g	36,1g	7,5g
5. Post-Workout Mahlzeit Erdbeer-Ananas Quicky (1 x Shake S. 104)	367 kcal	42,1g	43,3g	2,9g
6. Abendessen 350g Rinderfilet Blattsalat angemacht mit Balsamico 300g Magerquark und 1 Pfirsich	614 kcal	20,0g	104,2g	13,0g
Gesamt	**2992 kcal**	**236,3g**	**430,4g**	**36,1g**

Tag 6

Mahlzeit	Energie*	Kohlenhydrate*	Eiweiß*	Fett*
1. Frühstück Easy Breakfast Drink (1 x Shake S. 71) und 20g Wheyprotein-Isolat 90% geschmacksneutral Rührei aus 9 Eiklar	745 kcal	51,6g	86,8g	21,3g
2. Zwischenmahlzeit Jamaika (1 x Shake S. 113) 200g Magerquark + Süßstoff flüssig	386 kcal	12,5g	54,2g	13,3g
3. Mittagessen 400g Putenbrustfilet in Streifen, auf Blattsalat und 1 Tomate angemacht mit 1 EL Olivenöl + Balsamico 250g Magerquark + 50g Heidelbeeren	744 kcal	14,6g	133,5g	16,9g
4. Zwischenmahlzeit Fruit & Curry (1 x Shake S. 85) und 10g Wheyprotein-Isolat 90% geschmacksneutral	247 kcal	10,9g	49,6g	0,6g
5. Abendessen 400g Kabeljaufilet 200g Spinat, 2 EL Leinöl	554 kcal	1,6g	74,8g	27,2g
6. Snack 70g Proteinpulver 85% Vanillegeschmack 600ml Wasser, 1 EL Olivenöl	365 kcal	2,0g	60,2g	13,0g
Gesamt	**3041 kcal**	**93,2g**	**459,1g**	**92,3g**

Tag 7

Mahlzeit	Energie*	Kohlenhydrate*	Eiweiß*	Fett*
1. Frühstück Vanillemilch mit Mandel-Ahornaroma (1 x Shake S. 127) 300g Cottage Cheese light 100g Himbeeren 20g Wheyprotein-Isolat 90% geschmacksneutral	660 kcal	49,1g	95,5g	9,1g
2. Zwischenmahlzeit Pineapple Kick (1 x Shake S. 67) 20g Wheyprotein-Isolat 90% geschmacksneutral, 1 EL Leinöl	488 kcal	8,3g	54,7g	26,0g
3. Mittagessen 300g Lachs, 200g Broccoli 100g Sauerrahm mit Knoblauch	775 kcal	8,7g	69,4g	51,2g
4. Zwischenmahlzeit 60g Wheyprotein-Isolat 90% Vanillegeschmack, 400ml Wasser	230 kcal	0,2g	56,1g	0,6g
5. Abendessen 300g Rindersteak 200g Spargel 100g Cottage Cheese light	438 kcal	5,3g	84,1g	9,0g
6. Snack K & K (1 x Shake S. 133) 300g Magerquark, 1 Tomate Schnittlauch, Kräutersalz	478 kcal	18,6g	73,4g	12,3g
Gesamt	**3069 kcal**	**90,2g**	**433,2g**	**108,2g**

Noch ein Wort

zum Schluss...

Viele Menschen haben meine Bücher »Die Metabole Diät« und »Rezepte für die Metabole Diät« gelesen. Zahlreiche Anwender hatten damit Erfolg. In den vergangenen fünf Jahren habe ich viel positives Feedback von meinen Lesern erhalten, worüber ich mich sehr freue und was mich motiviert, meine Erfahrungen weiter zu geben. Natürlich gibt es auch einige Kritiker, die meine Bücher und insbesondere die Metabole Diät als eine effektive Ernährungsform negativ beurteilen. Ich bin ein Mensch der versucht, Kritik anzunehmen, darauf einzugehen und sie objektiv zu betrachten. Immerhin nimmt sich auch ein Kritiker die Zeit und setzt sich hin, um seinen Ärger oder seinen Unmut zum Ausdruck zu bringen. Das respektiere und akzeptiere ich.

Die Motivation ein Buch zu schreiben nehme ich aus der Überzeugung des Inhaltes. Ich könnte kein Buch schreiben, von dessen Inhalt ich nicht absolut überzeugt bin. Ich möchte Ihnen hier kein Märchen von einer Wunderdiät auftischen, sondern vielmehr will ich möglichst viele Menschen davon überzeugen und begeistern, wie einfach es sein kann sich wohl zu fühlen und gut auszusehen. Wie wichtig es ist, das Richtige zum richtigen Zeitpunkt zu essen. Und vor allem welch großen Stellenwert die Ernährung allgemein hat. Man muss kein Ernährungsexperte oder Kochprofi sein, um die Grundlagen der Metabolen Diät zu verstehen und anzuwenden. Auch soll es nicht ein fixes Schema sein, in welches ich den Leser pressen will. Ich möchte anregen, begeistern und vor allem motivieren.

Denn körperliches Wohlbefinden hat einen entscheidenden Einfluß auf die Lebensqualität. Wenn Sie sich nicht wohl fühlen, nicht fit sind und mit dem Aussehen Ihres Körpers oder Ihrem Körpergewicht nicht zufrieden sind, dann machen auch alle anderen Dinge im Leben weniger Spaß. Und glauben Sie mir, es wird mit dem Alter nicht besser. Spätestens wenn die Jugendjahre vorbei sind und Sie sich auf dem Weg in die – ich nenne es einmal »zweite Lebenshälfte« begeben – dann merken Sie, wie wichtig Ihr Körper ist. Viele verspüren dann schmerzhaft die kleinen Sünden, die sie ihrem Körper angetan haben.

Die Grundlagen für eine fehlerhafte Ernährung entstehen bereits in der Kindheit. Ich kenne zahlreiche Kinder und Jugendliche die entweder buchstäblich alles in sich hineinstopfen, oder aber außer morgens ein Brötchen mit Marmelade und mittags eine Pizza, kaum etwas Nahrhaftes zu sich nehmen. Hat man das richtige Essverhalten nicht von klein auf gelernt, fällt es einem im Erwachsenenalter schwer dies zu ändern. Zu der Erkenntnis, wie wichtig nahrhaftes und vor allem regelmäßiges Essen ist, gelangen die wenigsten Erwachsenen von selbst. Zudem fällt es einem erwachsenen Menschen meistens sehr schwer seine langjährigen »schlechten« Ernährungsgewohnheiten umzustellen.

Auf dem Weg die Zeichen Ihres Körper zu erkennen und zu deuten, sich wohler zu fühlen und nicht zuletzt Ihr Selbstbewusstsein zu stärken, werden Sie nicht darum herum kommen auch auf Ihre Ernährung zu achten. Mit meinen Büchern über die Metabole Diät möchte ich Sie dabei bestmöglich unterstützen und motivieren. Natürlich ist die Metabole nur eine von vielen wirkungsvollen Ernährungsformen. Aber eben auch eine sher effektive. Und eine die sich für mich und viele andere Menschen hundertprozentig bewährt hat.

Literaturverzeichnis

Agatston, A.: Die South Beach Diät. Knaur, München 2004

Atkins R.C.: Dr. Atkins New Diet Revolution – Completely updated 3rd edition. M. Evans and Company, New York 2002

Atkins R.C., Gare F.: Dr. Atkins New Diet Cookbook. M. Evans and Company, New York 1997

Boirie Y. et al.: Slow and fast proteins differently modulate postprandial protein accretion. Proc Natl Acad Sci USA. 1997; 94:14930-14935

Bosch J.P., Saccaggi A., Lauer A., Ronco C., Belledonne M., Glabman S.: Renal functional reserve in humans. Effect of protein intake on glomerular filtration rate. Am J Med. 1983 Dec;75(6):943-50.

Bray G.A., Nielsen S.J., Popkin B.M.: Consumption of high-fructose corn syrup in beverages may play a role in the epidemic of obesity. Am J Clin Nutr. 2004 April; 79(4):537-543

Eades M.R., Eades M.D.: Protein Power. Bantam Books, New York 1996

Elmadfa I., Aign W., Muskat E., Fritzsche D.: Die große GU Nährwert Kalorien Tabelle – Neuausgabe 2006/2007. Gräfe und Unzer Verlag, München 2006

Erasmus U.: Fats that heal, fats that kill. Alive Books, Burnaby, BC, Canada 1993

Fruhbeck G.: Slow and fast dietary proteins. Nature. 1998; 391:843-844

Geiss K.R., Hamm M.: Handbuch Sportlerernährung. Rowohlt Verlag, Hamburg 2000

Johnston C.S., Day C.S, Swan P.D.: Thermic effect of high-protein diets. FASEBJ. 2001; 15(4):a755.6.

Korte S., Wernig C.: Die Metabole Diät. Low Carb Ernährung – Effektiv und schnell Körperfett verbrennen! 4. Auflage, überabeitete Neuauflage. Matrixx Verlag, Seekirchen 2008

Kothe, H.W.: Lexikon der Kräuter, Komet Verlag GmbH, Köln

Markert D.: The Turbo Protein Diet – Stop Yo-Yo Dieting Forever. BioMed International, Texas 1999

Neumann G.: Ernährung im Sport. Meyer & Meyer Verlag, Aachen 1998

Sears B.: Mastering The Zone – Next Step in Achieving Super Health and Permanent Fat Loss. Regan Books, New York 1997

The Doctor's Calorie, Fat & Carbohydrate Counter. Family Health Publications, California 2003 United States National Library of Medicine: www.nlm.nih.gov

Wernig C.: Rezepte für die Metabole Diät. Low Carb Ernährung – Effektiv und schnell Körperfett verbrennen! Matrixx Verlag, Seekirchen 2007

Effektiv und schnell Körperfett abbauen!

Sind Sie fettarme Diäten á la Pute und Reis leid? Haben Sie mit der fettreichen Anabolen Diät keinen Erfolg erzielt? Dann versuchen Sie die METABOLE DIÄT – das revolutionäre neue Low Carb Ernährungssystem! Die Metabole Diät ist ideal für alle die schnell einen fettfreien und muskulösen Körper erreichen möchten. Aktivieren Sie Ihren Stoffwechsel für maximalen Fettabbau – OHNE zu hungern und OHNE dabei Muskeln zu verlieren.

➲ **Rasanter Fettabbau OHNE gleichzeitigen Muskelabbau!**

Mit den meisten Diäten lässt sich auf Dauer kein Erfolg erzielen da sie zu kompliziert oder eintönig sind. Die Metabole Diät ist keine Diät im herkömmlichen Sinne sondern ein Ernährungssystem, mit dem Sie dauerhaft Erfolg haben! Sie werden staunen wie vielseitig die Metabole Diät ist.

➲ **Dauerhafter Erfolg dank abwechslungsreicher Ernährung!**

Die Metabole Diät eignet sich hervorragend für den Muskelaufbau. Durch optimale Nährstoffkombinationen und Timing der Nährstoffzufuhr wird in der Aufbauphase deutlich weniger Körperfett zugelegt, als mit jeder anderen Ernährungsform.

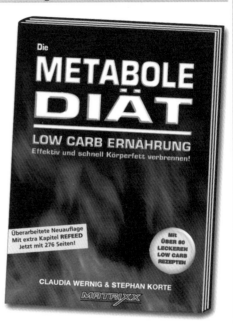

HARDCOVER 276 Seiten   ISBN 978-3-9502301-0-9
nur € 22,95

➲ **Optimaler Muskelaufbau OHNE dabei an Körperfett zuzulegen!**

Rezepte: Dieses Buch liefert über 80 leckere und schnell zubereitete »Low Carb«-Rezepte! Genießen Sie die Vielfalt von Fleisch, Fisch, Geflügel, Eierspeisen, Salaten und Snacks bis hin zu schmackhaften Desserts und Shakes. Keine faden Gerichte á la »3 Nüsse und 1 Stück Käse« und auch keine komplizierten Rezepte mit x-verschiedenen Zutaten. Alle Rezepte mit ausführlichen Nährwertangaben: Kohlenhydrat-, Protein- und Fettanteil, sowie Kalorien.

Diätpläne: Dazu gibt es detaillierte Ernährungspläne – jeweils für eine Woche. Damit setzen Sie die Metabole Diät erfolgreich in die Praxis um! Plus jede Menge Tipps für die einfache Zubereitung der Mahlzeiten. Informationen wie Sie sie in keinem anderen Diätbuch finden!

Das Buch »Die Metabole Diät« bietet mehr als nur theoretische Erklärungen. Über 80 Rezepte, Diätpläne sowie zahlreiche Tipps machen es zu einem Leitfaden für die praktische Umsetzung der Metabolen Diät. Warten Sie nicht länger – nutzen auch Sie die Metabole Diät und bauen Sie Körperfett in nie gekanntem Tempo ab!

Die komplett überarbeitete Neuauflage des 276 Seiten Bestsellers ist jetzt noch umfangreicher und mit extra Kapitel über REFEED!

www.metabole-diet.com   Bestell-Hotline 0043-6212-20173

Rezepte für die Metabole Diät!

Die »**Metabole Diät**« hat sich als effektives Ernährungssystem für einen fettfreien und muskulösen Körper bewährt. Tausende zufriedener Anwender haben mit dieser speziellen »Low Carb Ernährungsform« unerwünschtes Körpergewicht abgenommen, den Körperfettanteil reduziert, solide Muskeln aufgebaut, ihren Wunschkörper erreicht – und auf Dauer gehalten. Die Vorteile der »Metabolen Diät« sprechen für sich:

- Rasanter Fettabbau
  OHNE gleichzeitigen Muskelabbau!
- Optimaler Muskelaufbau
  OHNE Körperfett zuzulegen!
- Maximale Stoffwechselaktivierung
  OHNE zu hungern!
- Dauerhafter Erfolg
  dank abwechslungsreicher Ernährung!

Das Buch »**Rezepte für die Metabole Diät**« ist die ideale Ergänzung des Bestsellers »Die Metabole Diät«. Erfahren Sie auf 263 Seiten wie Sie die Metabole Diät einfach und praktisch anwenden.

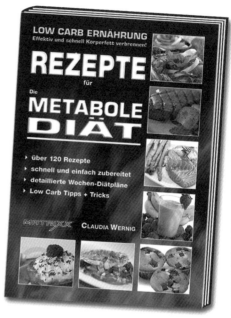

HARDCOVER 263 Seiten   ISBN 978-3-9502301-7-8
nur € 22,95

Basiswissen
Das Buch »Rezepte für die Metabole Diät« beschreibt in Kurzform das Prinzip der »Metabolen Diät« als Low-Carb Ernährungsstrategie.

Über 120 Rezepte
Dieses Buch liefert über 120 leckere Rezepte! Von einfach und schnell zubereiteten Mahlzeiten bis hin zu kohlenhydratarmen Feinschmecker-Gerichten. Genießen Sie die Vielfalt von Fleisch, Fisch, Geflügel, Eierspeisen, Suppen, Salaten und Snacks sowie schmackhaften Desserts, Shakes, leckeren Low-Carb Kuchen und Muffins. Plus: Spezielle Mahlzeiten für die Pre- und Post-Workout-Phase und zum Kohlenhydrataufladen beim »Refeed«. Die Zubereitung der Gerichte ist einfach und verständlich beschrieben. Alle Rezepte werden mit ausführlichen Nährwertangaben (Kohlenhydrat-, Protein- und Fettanteil, sowie Kalorien) dargestellt.

Diätpläne
Detaillierte Ernährungspläne (1000, 2000 und 3000 Kalorien) – jeweils für 7 Tage – helfen Ihnen dabei, die »Metabole Diät« einfach und erfolgreich in die Praxis umzusetzen. Ideal für alle, die sich bei ihrer Diät an exakte Vorgaben halten möchten. Einfach Diätplan einhalten und Erfolg haben!

Mit der »Metabolen Diät« können auch Sie Ihren Stoffwechsel für maximalen Fettabbau aktivieren. Warten Sie nicht länger – nutzen Sie die »Metabole Diät« und bauen Sie Körperfett in nie gekanntem Tempo ab!

www.metabole-diet.com   Bestell-Hotline 0043-6212-20173